改善不適，居然只要按摩腋下

只要1分鐘

簡單3招輕鬆紓解經絡&改善淋巴循環

阿部姊妹◎著
（Keiko Abe・Yumi Abe）

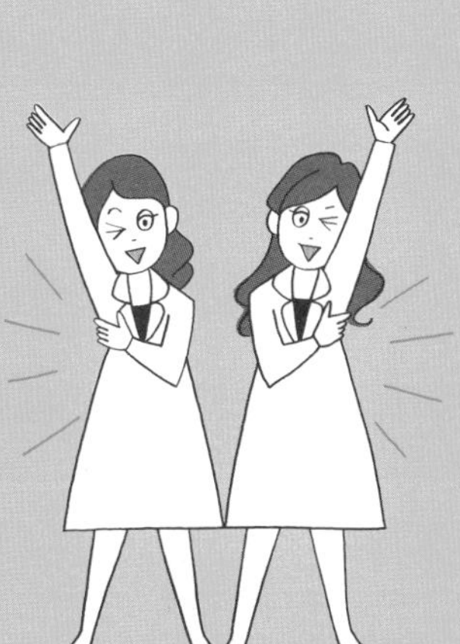

Keiko Abe（姊姊）

1960年生　經絡淋巴整體師

在大型美體美容沙龍學習之後，前往法國與英國進修香氛課程。1994年在廣尾靜巷內開設沙龍。揉和香氛與經絡按摩，並且以穴位及淋巴理療為基礎，研發出實現美體、美容的獨特護理方式。其顯而易見的效果在空服員、模特兒之間口耳相傳，大獲好評，經常登上雜誌版面與受邀電視採訪。

Yumi Abe（妹妹）

年近五十　經絡淋巴整體師

35歲前一直活躍於時裝界，後因婦科疾病（巧克力囊腫、子宮內膜炎）辭職。在姊姊的按摩治療下恢復身心狀態，深有所感之下，也開始學習香氛與淋巴理療知識。 2002年開設私人沙龍。之後納入瑜珈、芭蕾等身體理論，開發出獨特的療癒方法。 2003年取得經絡整體師證照。

2013年，隨著avity代官山工作室的開幕，經絡美容院「feerigue」的姊妹療程亦隨之誕生。
https://avity.jp/esthe/
姊姊的經驗與知識，加上妹妹鍥而不捨的探究，衍生出高效矯正效果的四手按摩方式與技術，成為許多女演員、藝人、知名人士「暫時遠離塵囂煩惱的避難所」。並且在消除疲勞、緩解疼痛與壓力方面獲得極高信賴，獲得眾所一致「身體由內而外重獲生機，甚至連運氣也提升」的好評。
2017年7月松濤沙龍「abe sister FEERIQUE」開幕（諮詢・預約 abesister.jp）

肩膀、頸部、背部
全都肌肉緊繃僵硬到
令人覺得痛苦……

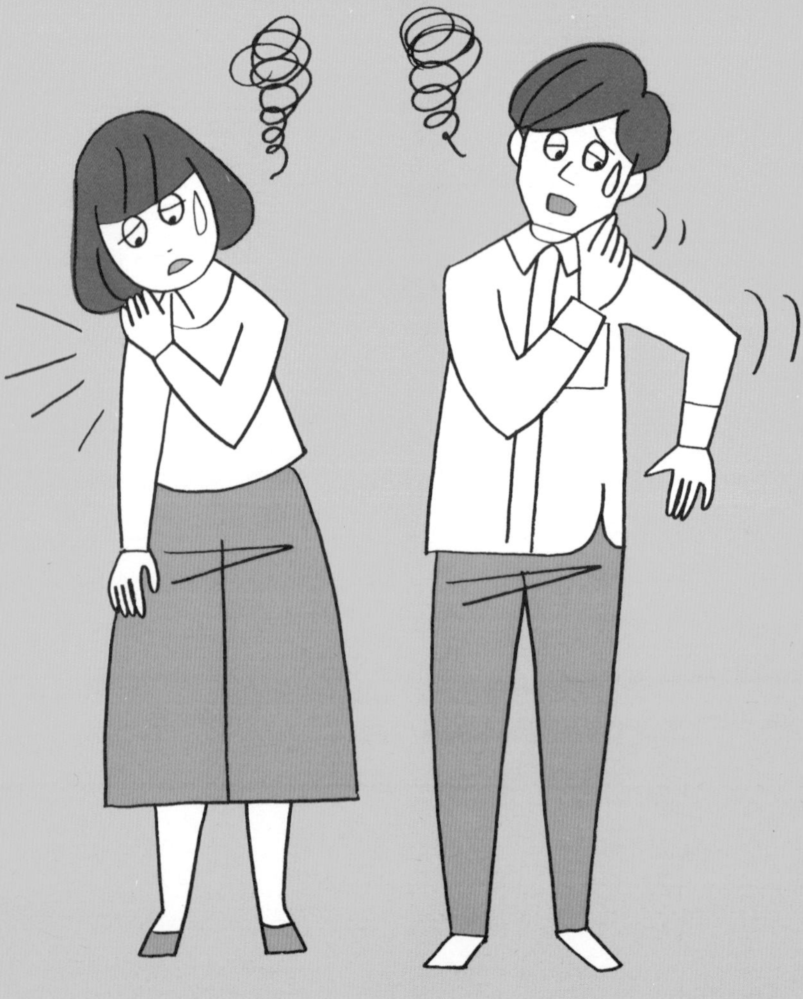

就算做了按摩
也上健身房運動
卻完全不見好轉……
有個**好消息**要告訴這樣的你！

心情愉快
度過每一天的關鍵
其實就在「腋下」！

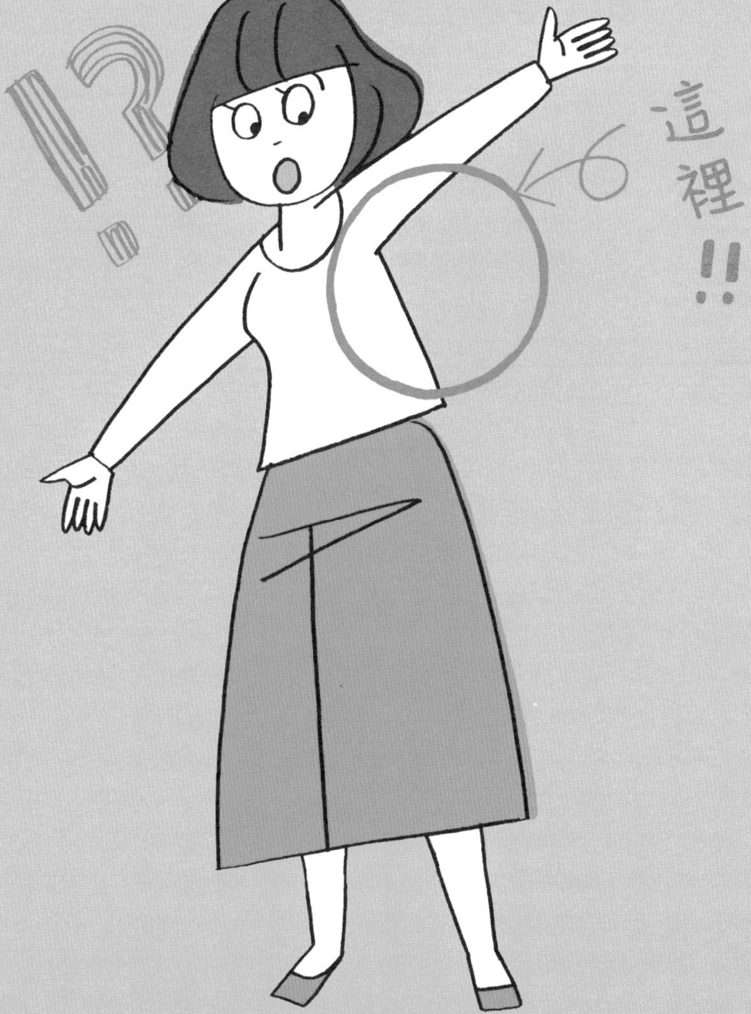
這裡!!

淋巴、經絡、血管等
能調整身體、讓身體有精神的要點，
全部集中在『腋下』。
而老是盯著電腦、智慧手機的現代人
幾乎『腋下』都非常僵硬。
其實有種很快就能消除僵硬&疲勞，
讓人變得有精神的方法。
實行方式則非常簡單。

那麼，現在就立刻

開始「腋下」的保養吧！

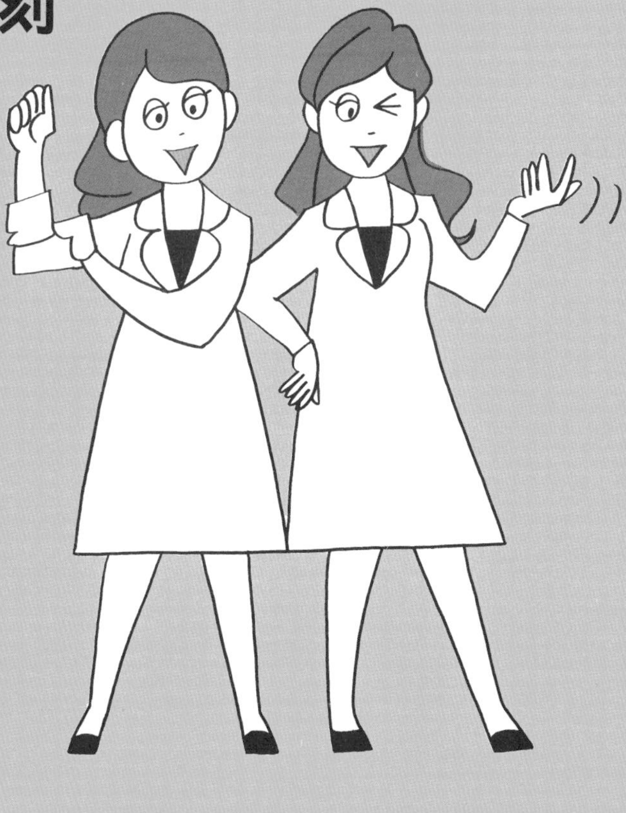

CONTENTS

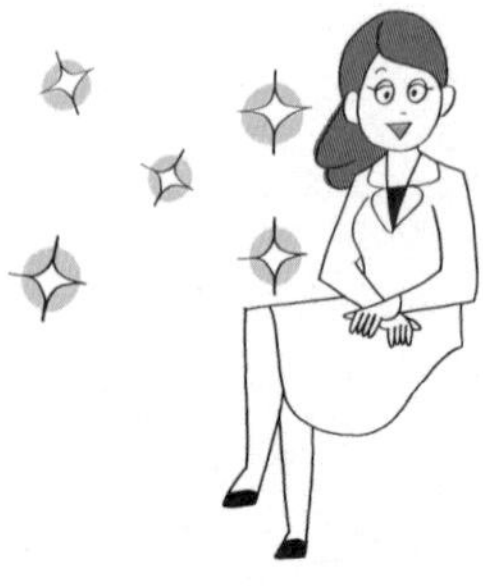

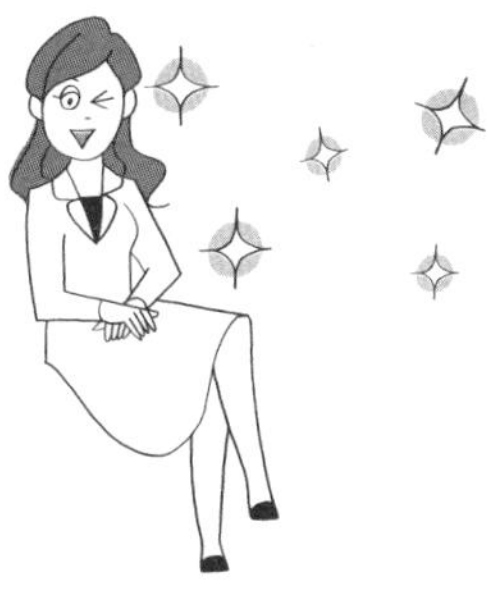

CHAPTER 2

請記住實際操作「腋下按摩」的方法！

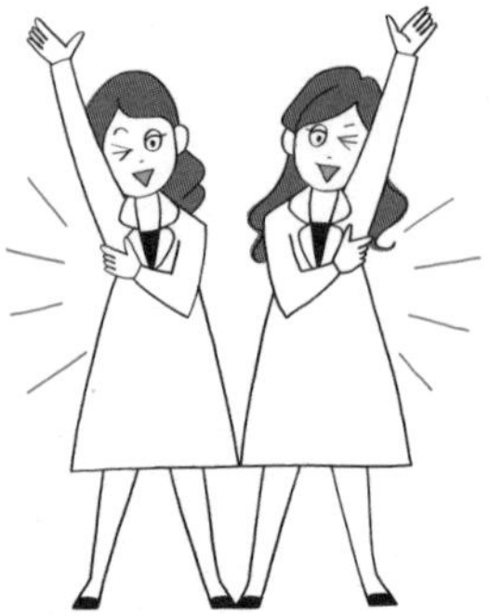

COLUMN

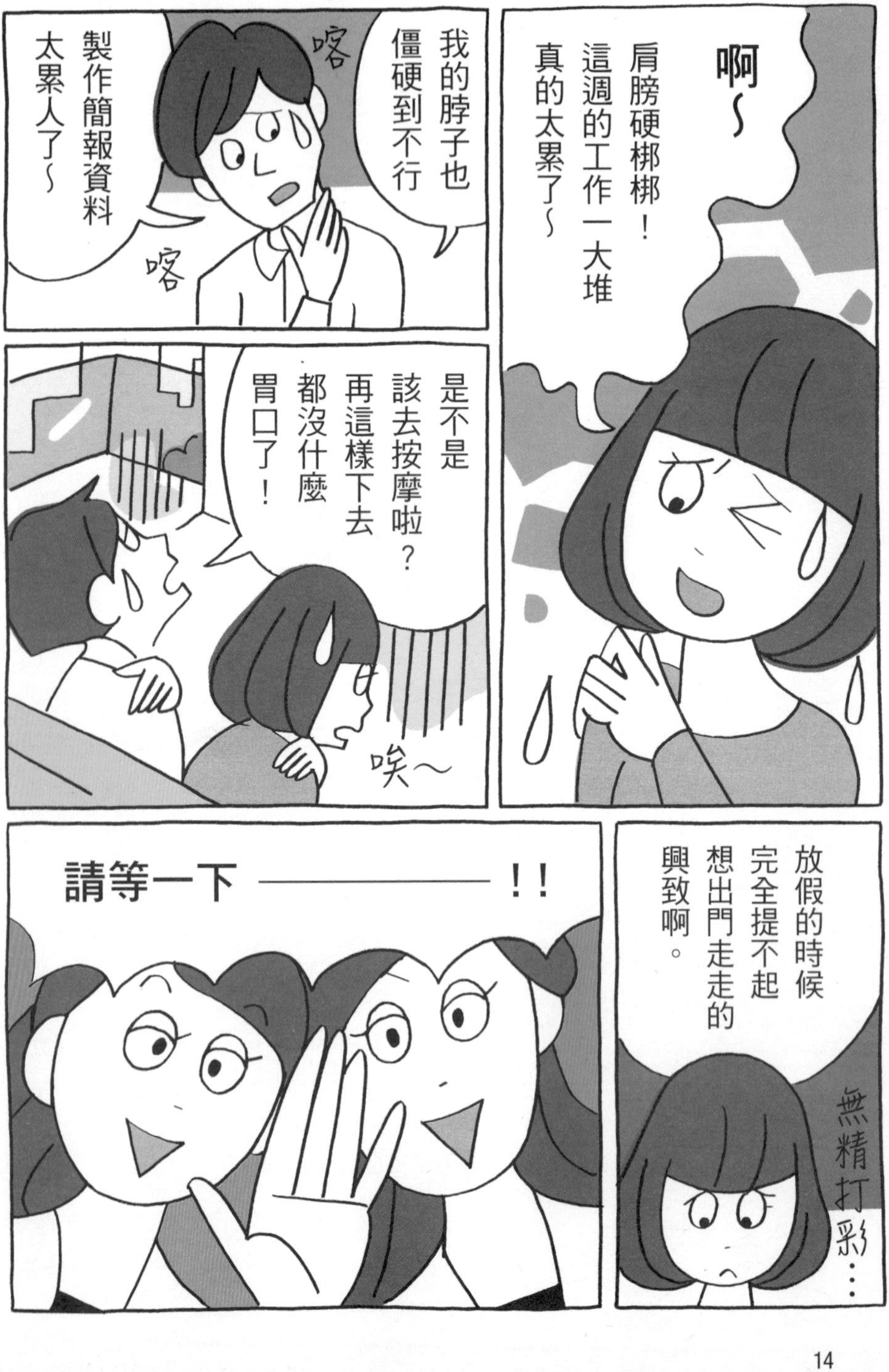
啊～
肩膀硬梆梆！這週的工作一大堆真的太累了～
我的脖子也僵硬到不行
喀
製作簡報資料太累人了～
喀
是不是該去按摩啦？再這樣下去都沒什麼胃口了！
唉～
放假的時候完全提不起想出門走走的興致啊。
無精打彩…
請等一下————！！

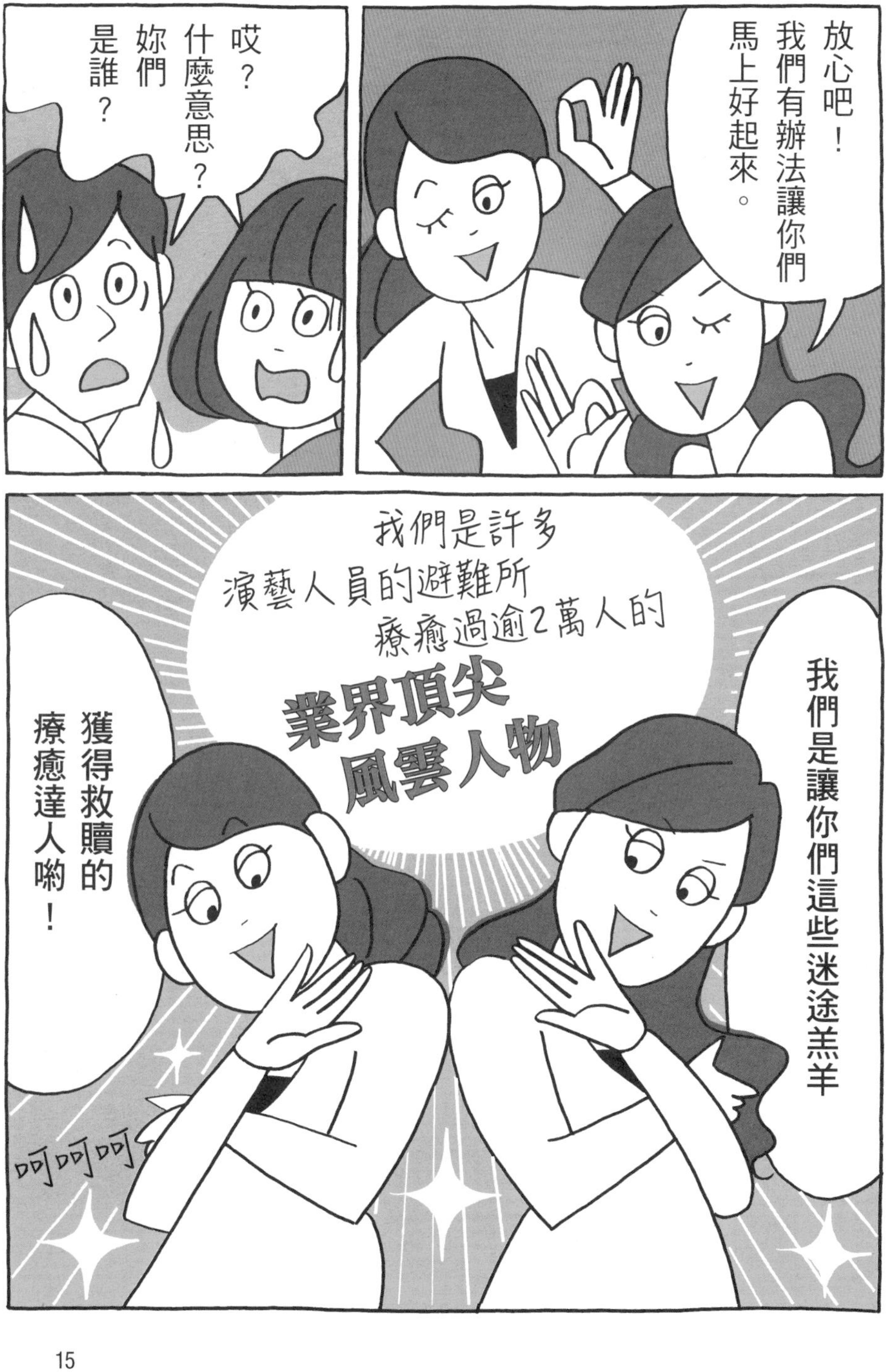
放心吧！我們有辦法讓你們馬上好起來。
哎？什麼意思？妳們是誰？
我們是讓你們這些迷途羔羊
我們是許多演藝人員的避難所
療癒過逾2萬人的
業界頂尖
風雲人物
獲得救贖的療癒達人喲！
呵呵呵

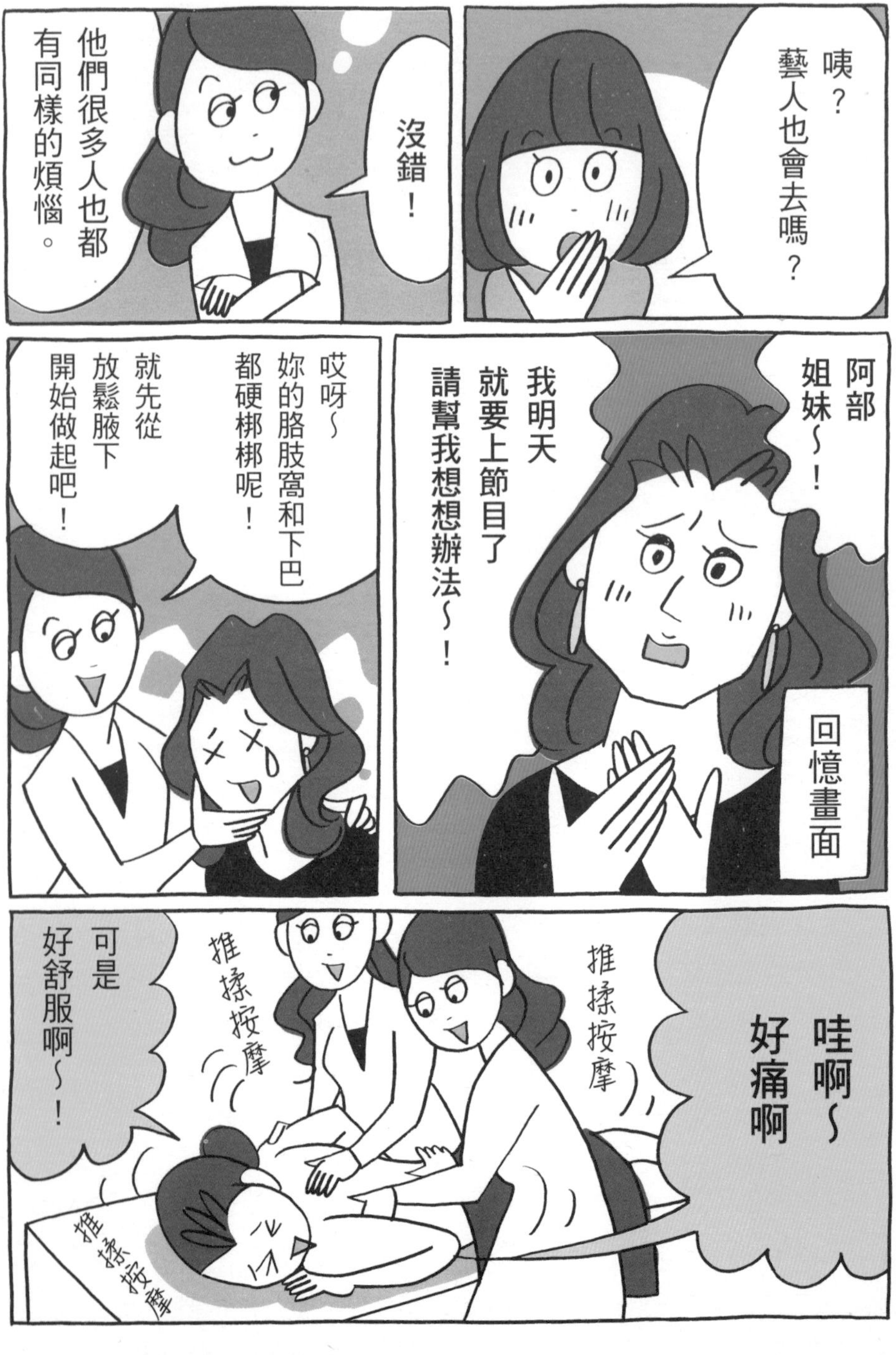
咦？藝人也會去嗎？
沒錯！
他們很多人也都有同樣的煩惱。
阿部姐妹～！
我明天就要上節目了請幫我想想辦法～！
回憶畫面
哎呀～妳的胳肢窩和下巴都硬梆梆呢！
就先從放鬆腋下開始做起吧！
哇啊～好痛啊
推揉按摩
推揉按摩
可是好舒服啊～！
推揉按摩

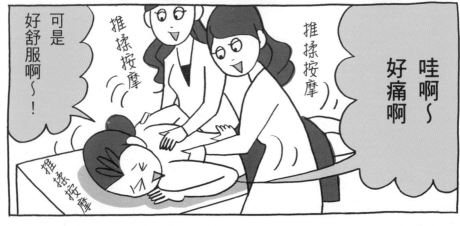

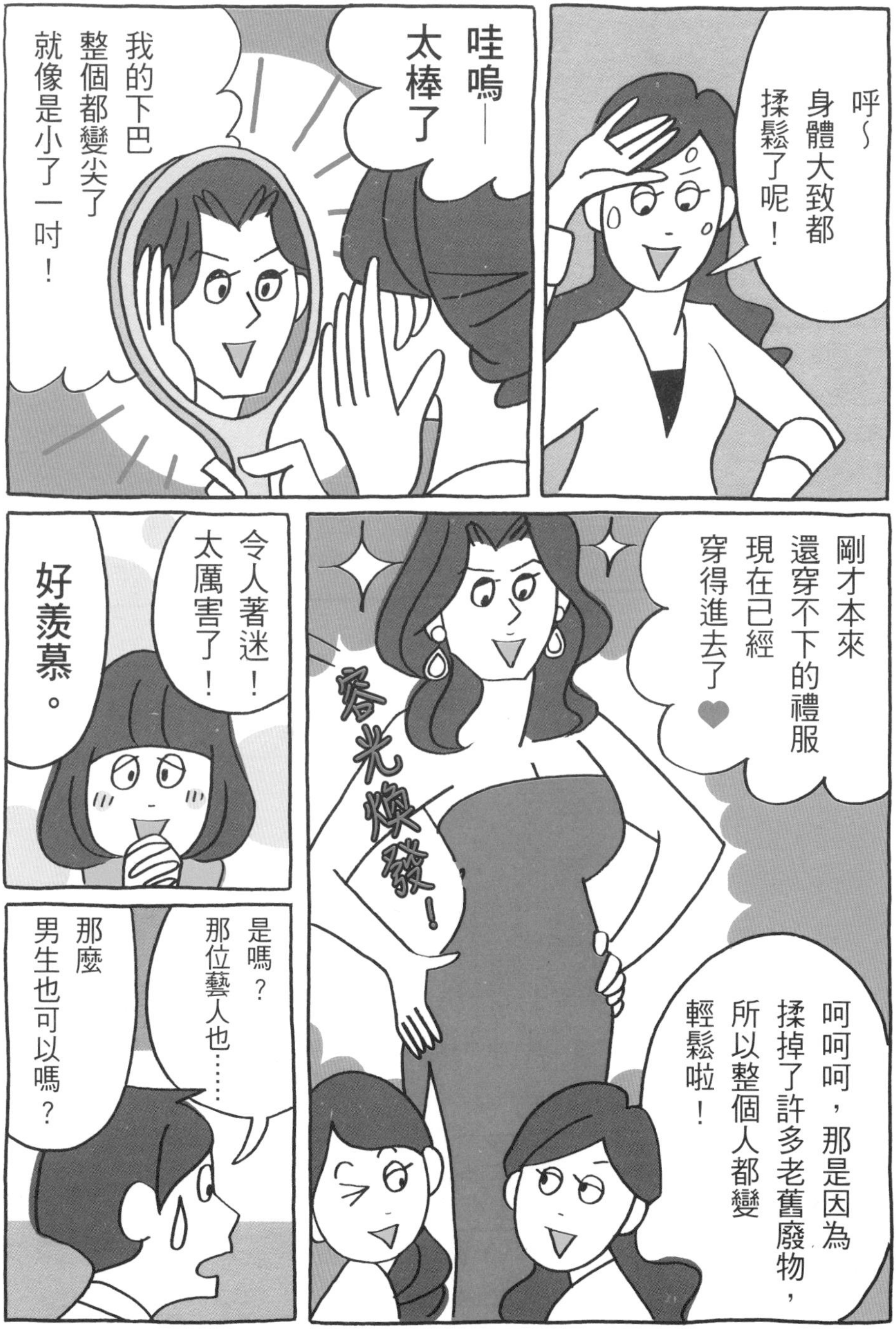

呼～身體大致都揉鬆了呢！
哇嗚——太棒了
我的下巴整個都變尖了就像是小了一吋！
剛才本來還穿不下的禮服現在已經穿得進去了♥
容光煥發！
令人著迷！太厲害了！
好羨慕。
呵呵呵，那是因為揉掉了許多老舊廢物，所以整個人都變輕鬆啦！
是嗎？那位藝人也……
那麼男生也可以嗎？

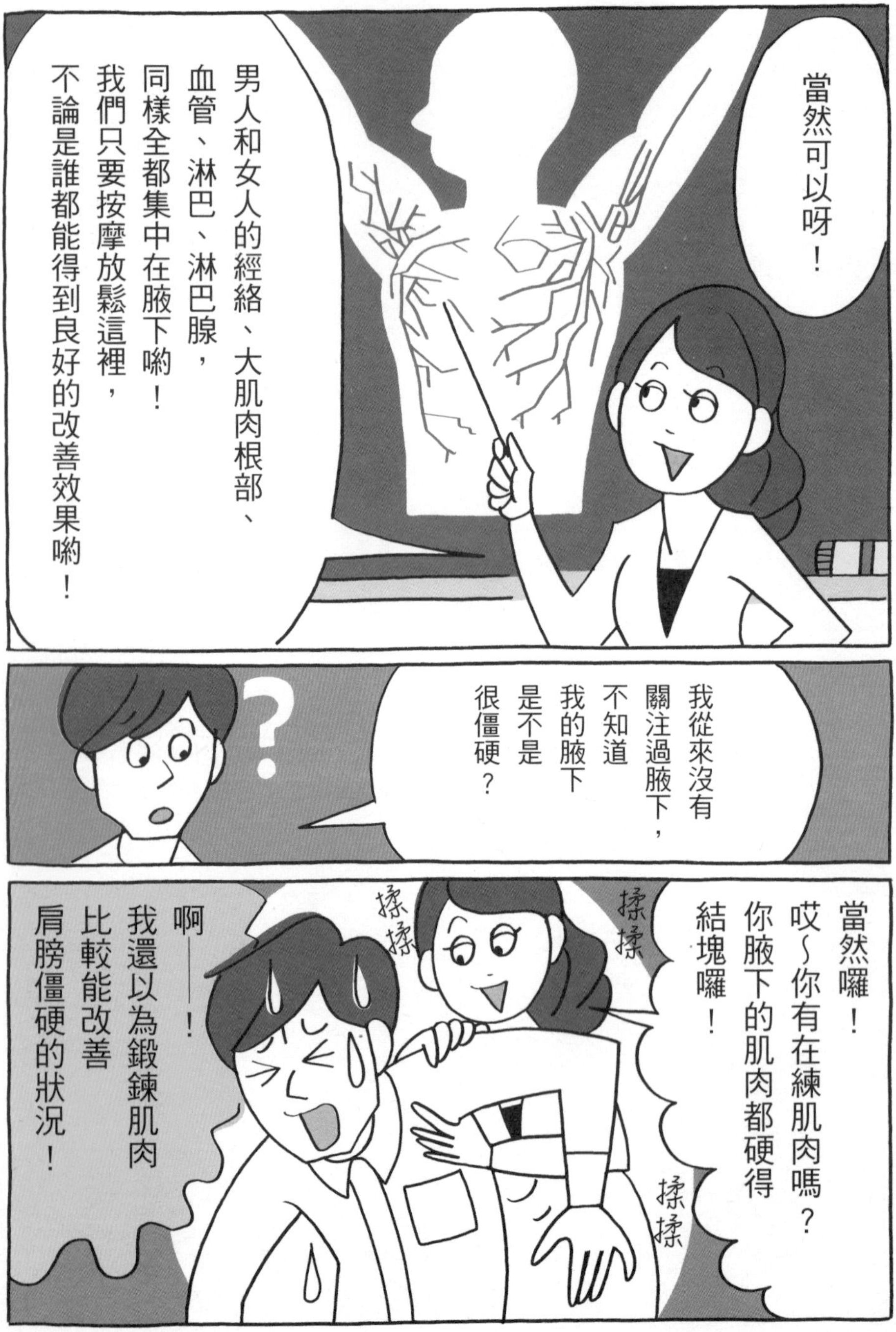
當然可以呀！
男人和女人的經絡、大肌肉根部、血管、淋巴、淋巴腺，同樣全都集中在腋下喲！我們只要按摩放鬆這裡，不論是誰都能得到良好的改善效果喲！
我從來沒有關注過腋下，不知道我的腋下是不是很僵硬？
當然囉！哎～你有在練肌肉嗎？你腋下的肌肉都硬得結塊囉！
揉揉
揉揉
揉揉
啊——！我還以為鍛鍊肌肉比較能改善肩膀僵硬的狀況！

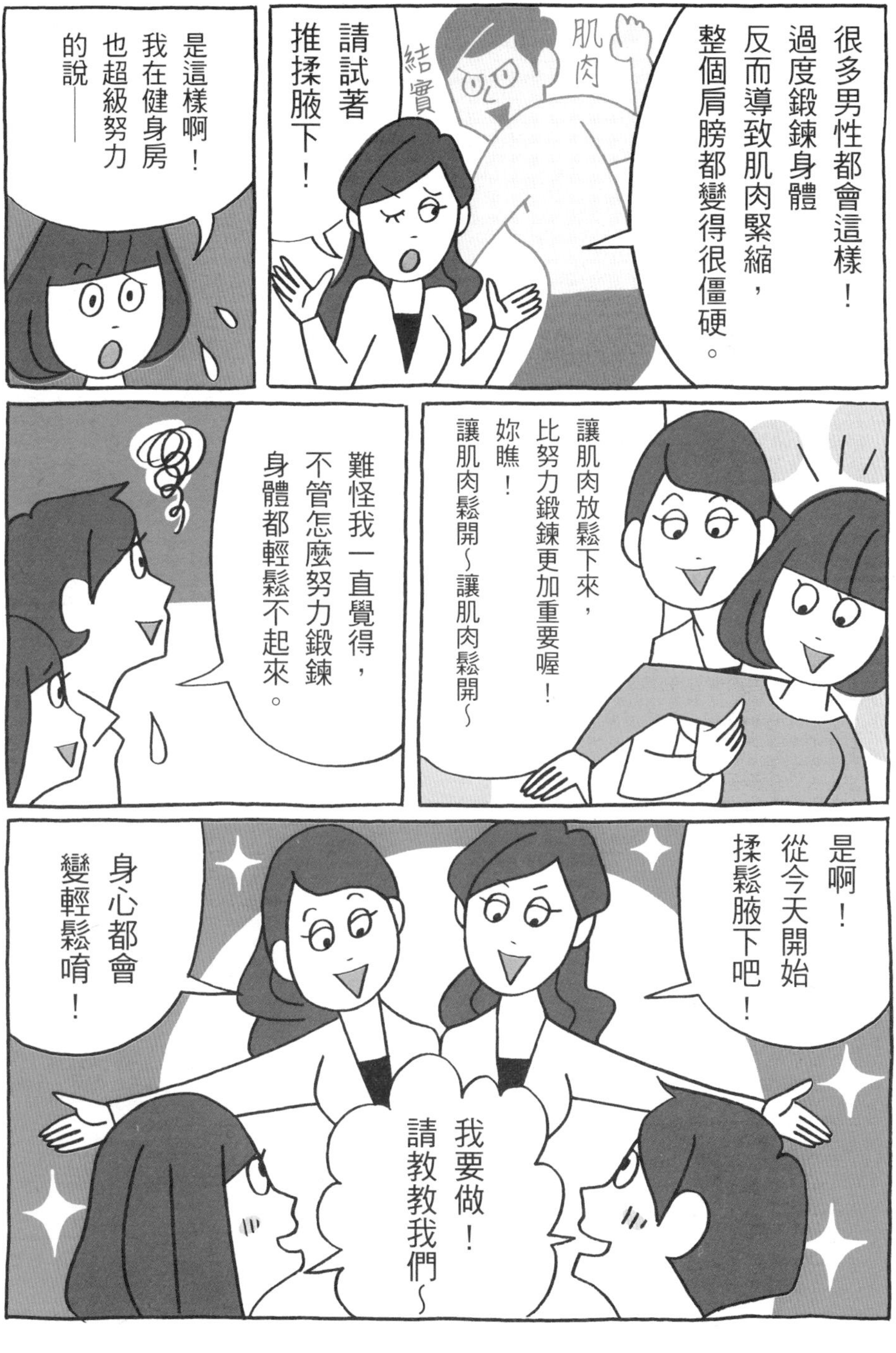
很多男性都會這樣！
過度鍛鍊身體
反而導致肌肉緊縮，
整個肩膀都變得很僵硬。
肌肉
結實
請試著推揉腋下！
是這樣啊！我在健身房也超級努力的說——
讓肌肉放鬆下來，比努力鍛鍊更加重要喔！
妳瞧！
讓肌肉鬆開～讓肌肉鬆開～
難怪我一直覺得，不管怎麼努力鍛鍊身體都輕鬆不起來。
是啊！從今天開始揉鬆腋下吧！
身心都會變輕鬆唷！
我要做！請教教我們～

阿部姊妹是哪號人物？

她們是……業界頂尖風雲人物！
曾以推揉術拯救超過2萬名深受困擾之人！

KEIKO 姊

療癒系的嗓音，以及令人想將煩惱坦誠相告且值得信賴的人格魅力與學識，使其在日本全國擁有包括名人在內的無數粉絲。以將近25年的專業推揉術，拯救了許多人。即便經營的美容沙龍時至今日已發展成超難預約的高人氣店，仍然每天不懈怠地努力著。

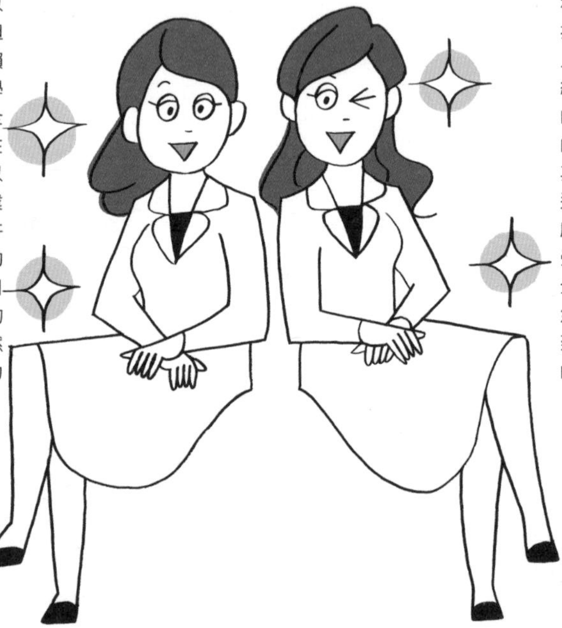

YUMI 妹

和姊姊一起以高超技術療癒人們的超凡天使。能發揮她纖細體態難以想像的力量，消除人們的僵硬與疲勞。尤其是她與姊姊同時進行的「四手按摩」更是能讓人感受到「從未有過的全身放鬆，使人煥然一新！」因而受到知名人士不間斷的指名預約。

「腋下」會拯救你唷！

我們一直在聆聽來自各方人們的煩惱與苦楚。

為了因應這些需要，持續研究開發出來的，就是現在的原創推揉術。完全用手按摩，也採用伸展操，沿著經絡推揉至肌肉的深層。改善身體頑固的僵硬、歪斜、萎縮，使其恢復至原本的樣貌。

其中，對所有人幾乎都有效的就是「腋下」按摩。多數人的腋下都是硬梆梆又腫脹。你是不是也是這樣呢？ 藉由集中按摩揉鬆腋下，幾乎可以保證各位一定會覺得身體狀況變好。這點，我們很確信呢！

各位讀者，應該要更注重保養腋下！

有位女演員總會在拍攝之前過來按摩保養，推揉後的臉會令人驚訝地變小，身體也不再那麼浮腫。簡直就像變了個人似地。只要經絡通暢，淋巴的回流也會變得順暢，而老舊廢物不斷排出的結果就是回復她原本的樣貌。在持續推揉的期間，她表示不只身體狀況變好，甚至「連運氣也變好了」。這應該是因為藉由疏通經絡，氣血也跟著運行順暢，繼而連心情也隨之變好的關係。

只要像這樣按摩揉鬆腋下，身體會變好自不必說，各種煩惱也能獲得解決。希望越是肩負壓力忙碌工作的讀者，越是要好好保養您的腋下！

我們以無比的熱忱，將本書獻給各位讀者！

FEERIQUE

許多藝人、名人造訪，業界頗負盛名的美容沙龍。其顯著效果在口耳相傳之下快速擴散流傳，成為超難預約的超人氣美容沙龍。姊妹兩人同時進行按摩保養的特別療程更是打造出「不曾體驗過的舒服與效果」口碑而蔚為話題。大家可在代官山的瑜珈工作室avity「feerique」及松濤的靜謐沙龍「abe sister FEERIQUE」接受保養。詳情請看官網。

HP abesister.jp https://avity.jp/esthe/

神技姊妹的建言！

為什麼需要按摩腋下？

現代社會裡的每個人往往為各種事情感到筋疲力竭。工作就不用說了，平常為家事、養育兒女忙得團團轉，加上人際往來等瑣事，每天不得不做的事情一大堆，應該有很多人身心都感到疲累不堪吧？那些能確切感受到這種疲憊感的人應該都能察覺到，肩膀的僵硬跟疲勞、壓力有直接的關係。瞧，你是否也覺得自己的頸部、肩膀、背部像穿著盔甲般硬梆梆的呢？

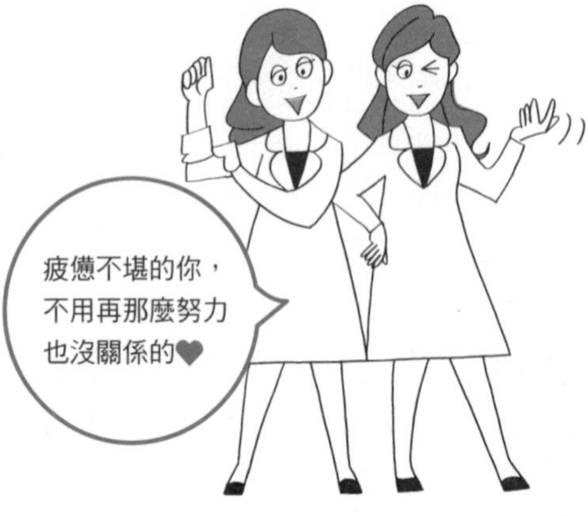

智慧手機、電腦是非常便利的工具。但因長時間使用這些3C產品，駝背的人一直在增加中。由於只用手指操作，幾乎沒用到手臂、肩胛骨，所以肩膀就漸漸往身體前面傾斜，導致背部拱起。一直維持頭部前伸、頸部前傾的姿勢而導致的頸椎僵直也成為最近的話題。據說，竟有八成的日本人患有這種「新國民病」的症狀。姿勢不良不僅會造成外表儀態不佳，頭部也會因為不在本來該在的正確位置，而對頸部、肩膀、背部造成負擔，進而成為肩膀僵硬的原因。

前來我們姊妹美容沙龍光顧的顧客形形色色，不分性別、年齡與工作性質。雖然原因各不相同，但這些人都有著共通之處，那就是他們都有著嚴重的肩膀僵硬，總覺得身體不輕鬆而心情不佳。而我們最懇切的期盼就是，希望能幫助他們擺脫這種痛苦。

替某位前來我們沙龍，一位肩膀嚴重僵硬患者推揉的時候，才開始關注「腋下」。那時，我們剛開始從事按摩工作不久。看到那位患者真的很痛苦的樣子，我們很希望能快點幫他解除痛苦，所以拚命地推揉。然而就算我們費盡九牛二虎之力，他也絲毫沒有任何放鬆之感。於是那時我們突發奇想，嘗試幫他按摩放

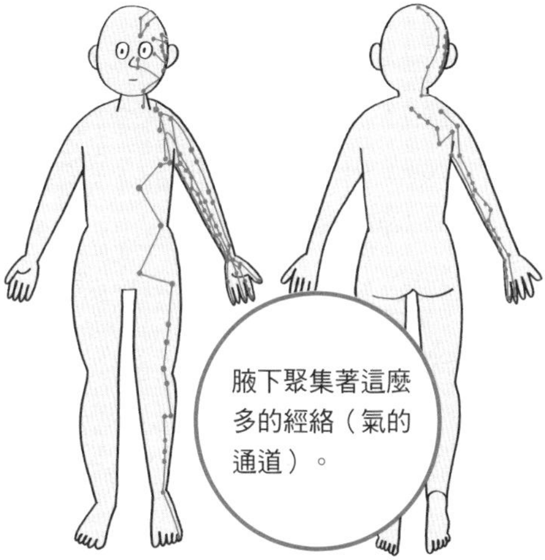

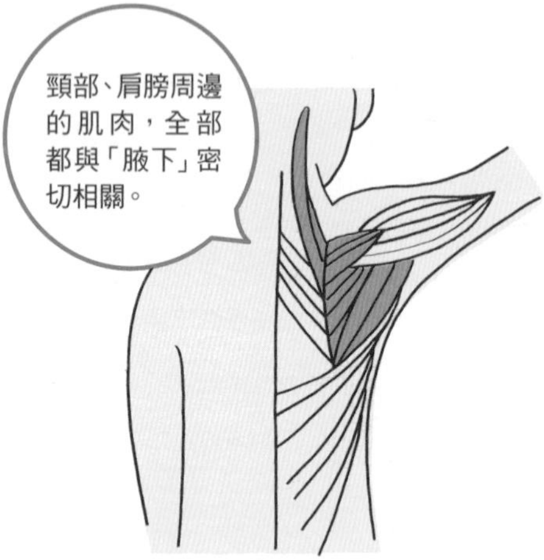
頸部、肩膀周邊的肌肉，全部都與「腋下」密切相關。

鬆「腋下」，結果令人難以置信的是，他的肩胛骨就這樣放鬆下來了。就像是把扭緊的開關打開一般，緊綳的肩膀一下子就放鬆了。

「腋下」是循環於身體中的淋巴管與淋巴腺集中的要點所在，而且還有六條與穴位相關的氣的通道＝經絡通過。因此只要刺激「腋下」，全身的淋巴流動、氣血循環就會獲得改善，進而打造出身體最容易放鬆的狀態。

此外，肩頸周邊與背部的大肌肉（三角肌、背闊肌、旋轉肌群等）介於肩胛骨與手臂骨之間，全都與「腋下」相關連。因此，只要鬆開「腋下」的肌肉，就能刺激到與這部位相連的頸部、肩膀、背部肌肉，甚至是肩胛骨與手臂，使所有部位都能放鬆下來變輕鬆。

我們姊妹藉由將焦點放在「腋下」的原創推揉術，目前為止已經替許多顧客消除了嚴重的肩膀僵硬狀況。但效果不僅如此，在持續推揉的過程當中，更在各類型顧客身上看到了其他驚人效果。例如，臉部拉提、法令紋淡化、頸部變修長、體態姿勢變好、呼吸變順暢、胸部上提，雙臂變纖細、虛冷體質獲得改善……等等，只是按摩放鬆「腋下」，結果是全身都受益！這些效果全都是在顧客的親身體驗下得到過驗證的喔！

只要掌握一些訣竅，自己就能進行「腋下按摩」。不論是在通勤途中搭乘交通工具或辦公室裡，隨時隨地都能輕易做到。因此不妨現在就立刻開始按摩放鬆「腋下」！讓身體恢復到原本應有的正常狀態，贏得美麗吧！

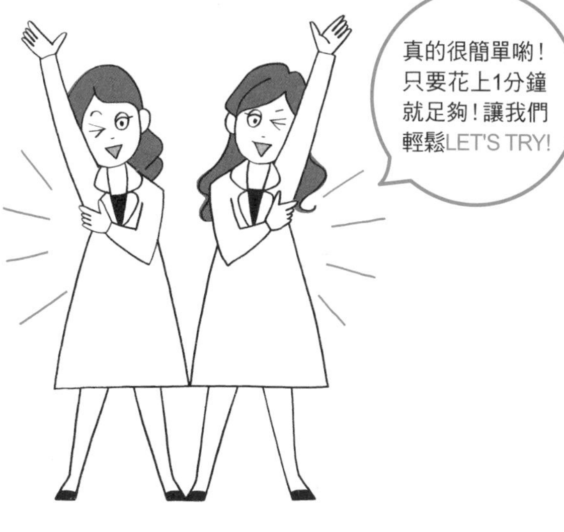
真的很簡單喲！
只要花上1分鐘
就足夠！讓我們
輕鬆LET'S TRY!

逆向查詢索引

依症狀與需求尋找解決之道！

希望能配合個人的症狀或想要改善之處，儘早了解照護的方法！有此需求的你，不妨先檢視一下這份表單。若有在意的症狀．希望改善的部位，就能依身體現況立即找出記述按摩方法的對應頁面。

COLUMN 1

你的腋下是什麼狀態？

請自我檢視一下！

令人驚訝的是，一個人的體質與體型會反映在腋下的狀態之上。從下列四種狀態中選出最接近自己腋下狀態的選項，就能了解自己的身體類型喲！

1
- ☐ 腋下凸起鼓脹。
- ☐ 腋下有贅肉。
- ☐ 舉起手臂時，腋下和手臂的界線不清楚。

2
- ☐ 觸摸腋下覺得僵硬。
- ☐ 觸摸腋下會疼痛。
- ☐ 腋下曾長過痘痘、疹子。

3
- ☐ 腋下凹陷。
- ☐ 腋下很多摺皺。
- ☐ 腋下血管浮腫。

4
- ☐ 腋下鬆垮垮。
- ☐ 腋下容易出汗。
- ☐ 腋下色素沉澱、發黑。

※檢視符合的狀態，符合項目最多的項次就是你身體的類型。由於也有混合類型，所以僅作為參考。

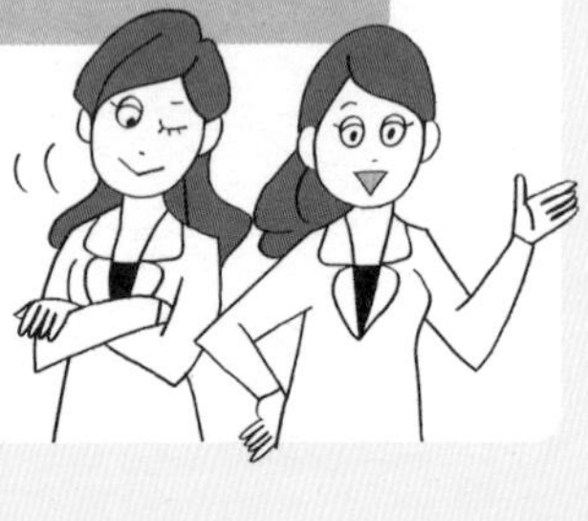

從腋下了解

你的體質&體型

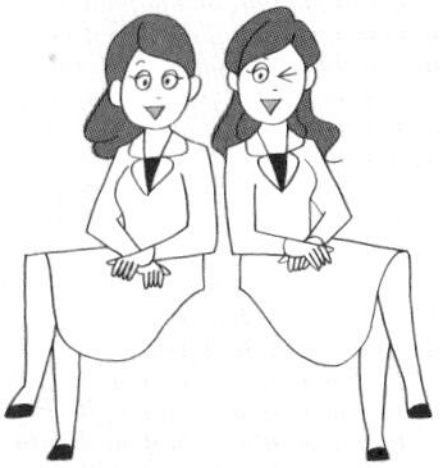

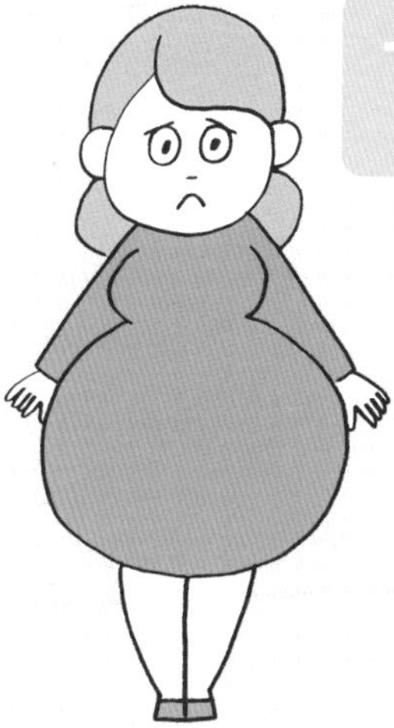

1 勾選較多的人 身體渾圓的柔軟類型

這類型的特徵

- 水分攝取過多
- 肌膚潤澤，非乾性肌膚
- 容易浮腫
- 容易荷爾蒙失調
- 容易上火
- 容易腹脹

2 勾選較多的人 身體有稜有角的硬梆梆類型

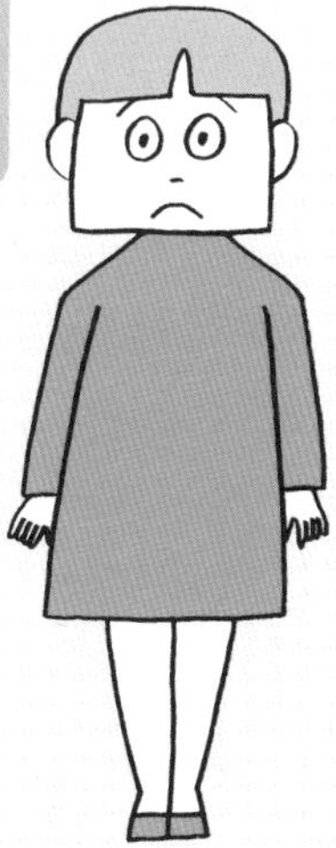

這類型的特徵

- 虛寒體質
- 呼吸淺弱
- 容易暴飲暴食
- 容易便祕
- 自律神經容易失調
- 肌肉經常緊繃

3 勾選較多的人 身體纖瘦的**搖晃不穩類型**

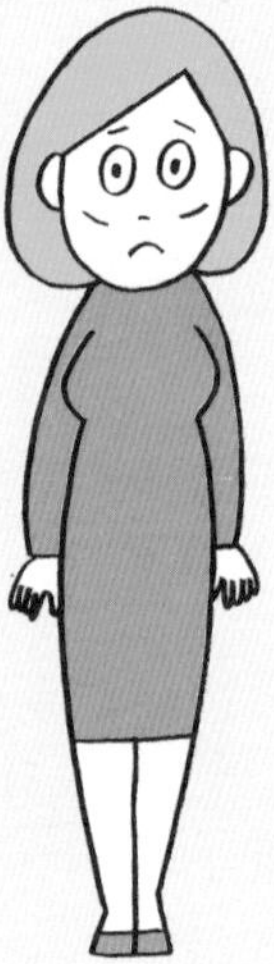

這類型的特徵

- 血液循環差且身體容易虛寒
- 因運動不足，肌肉少
- 容易疲勞
- 消化系統不佳
- 營養不足
- 婦科疾患多且有生理痛

4 勾選較多的人 身體會沉積各種東西的**虛胖類型**

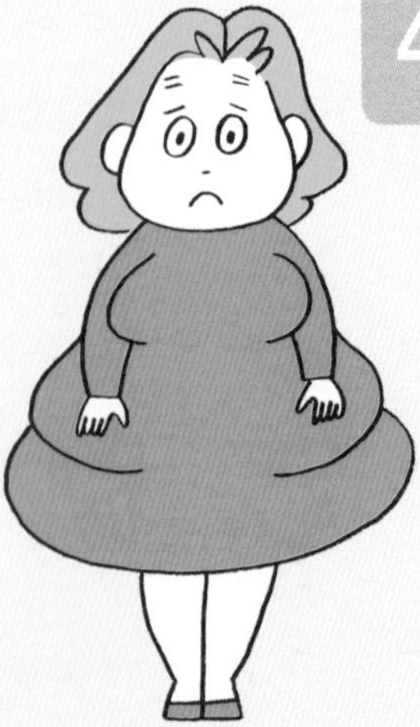

這類型的特徵

- 身體整體是霜降肉類型
- 橘皮組織多
- 老舊廢物容易積累
- 容易感冒
- 免疫力較差
- 腳踝僵硬、角質沉積

CHAPTER 1

只要讓腋下放鬆，就會有這樣的好處！

01

不論是壓力、眼睛疲勞還是不明原因的疼痛

只要按摩腋下，連陣陣抽痛的棘手頭痛都會變輕鬆！

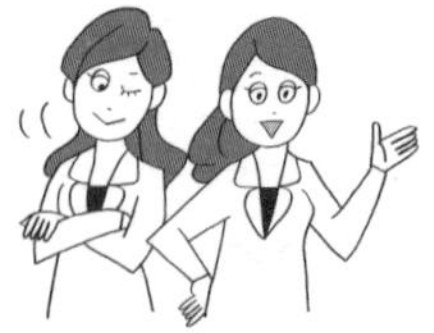

引起頭痛的原因有很多。有的人甚至是因為對氣壓變化敏感，只要一下雨或有颱風來襲就會頭痛，但大部分的人都是因為頸部與肩膀的僵硬、眼睛疲勞、壓力等肉體與精神上的疲累所引起。按摩腋下，甚至對棘手的頭痛都能發揮效果。藉由按摩腋下活化聚集於腋下的經絡，調整氣血的流動，也能因此解決惱人的頭痛。

前來美容沙龍的顧客，也有人是因為不明原因的頭痛。他在醫院檢查腦部所獲得的診斷結果都是「無異常」，所以無法訂立治本的治療對策。這樣的案例經過三次左右的推揉後就完全治癒了！儘管這位客人是每天被繁重工作壓得喘不過氣的社長，但和他一樣長年有不明原因頭痛的人，與其老是仰賴藥物，倒不如放鬆腋下會比較有效也說不定喔！

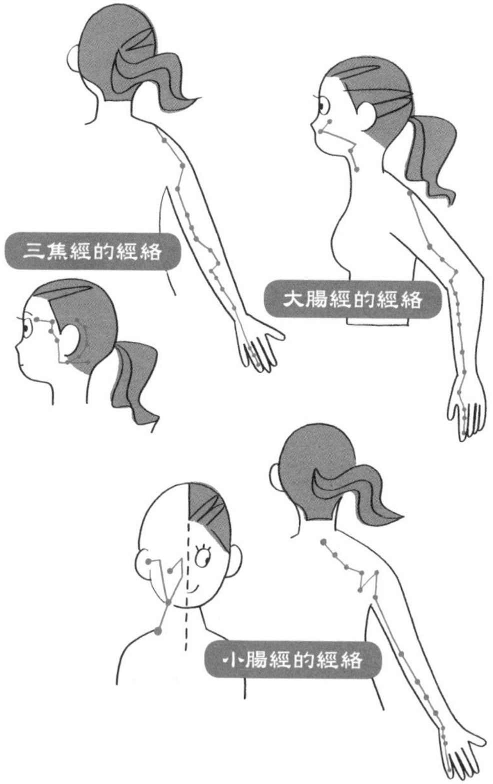
三焦經的經絡
大腸經的經絡
小腸經的經絡

可以這樣發揮作用！

藉由按摩腋下，刺激掌管人類能量的三焦經絡，就能使體內氣．血．水分的流動更為通暢而鎮靜頭痛。此外，相關的大腸經、小腸經對於原因不明的頭痛症狀也能發揮效果。

這經絡&保養法有效！

三焦經　大腸經
小腸經

P.76～78的基本保養＋P.80、P.81的腋下保養①&②很有效！

想要更有效的人看這裡！

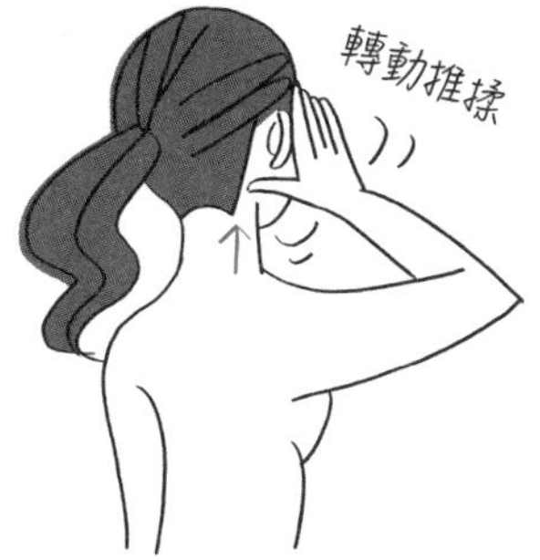
轉動推揉

在兩耳後側下方，有個骨頭凸出處（乳狀突起）。位於它下方凹陷處的「完骨」，是個對眼睛疲勞、頭痛都有效的穴位。以手指按壓該凹陷處，由下往上轉動地推揉刺激。

02

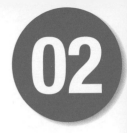

長時間盯著智慧型手機與電腦，大家的眼睛都很疲勞！

藉由刺激腋下穴位，眼睛疲勞也能一掃而空！

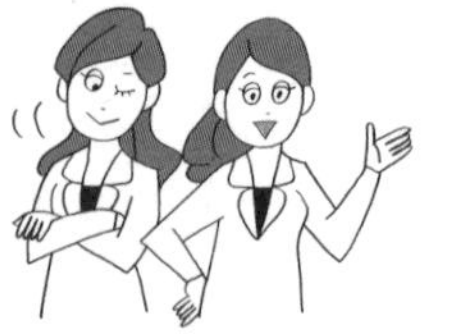

在現今社會中，街道上、電車中到處都是盯著智慧型手機與電腦的人。你可知道最近罹患頸椎僵直毛病的人不斷在增加？有很多人為了看智慧型手機，頸部一直朝下，因而呈現頸部往前傾的僵硬狀態。請試著稍微往上仰頭看看。是否覺得臉部很難朝上仰著？瞧！這就是頸椎僵直呢！偶而還是要抬頭仰望天空做做深呼吸。這樣心情也會變舒爽。

也有很多人是因為工作上使用電腦，造成用眼過度而疲累不堪。眼睛迷濛、乾眼症等大部分的眼睛毛病都是因為眼睛疲勞引起的。現在請立刻刺激腋下！這股刺激會傳達到三焦經，進而促進氣・血・水分的流動。當眼睛正常獲得淚液的滋潤，就能改善乾眼症，而且血液、氣的循環也會變好，所以眼睛、身體都能消除疲勞而恢復活力。

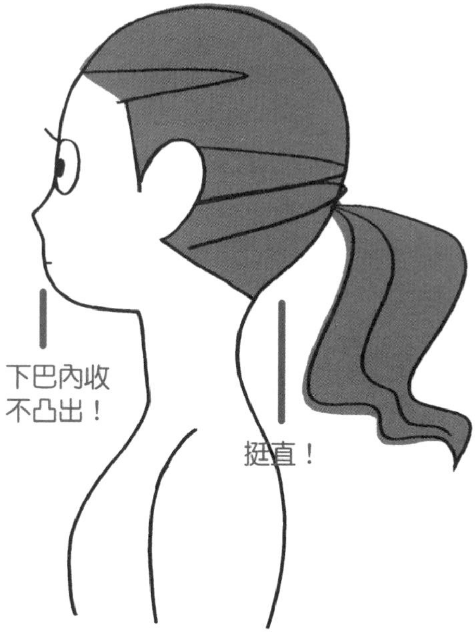

可以這樣發揮作用！

頸部僵硬與眼睛疲勞有著密切關係，所以經常將頸部挺直伸展就顯得很重要。有意識地將身體往後仰、下巴內收地朝上方挺直頸部。藉由這樣的伸展方式，也能消除頸椎僵直。

這經絡&保養法有效！

三焦經

P.76～78的基本保養＋P.80的腋下保養①很有效！

想要更有效的人看這裡！

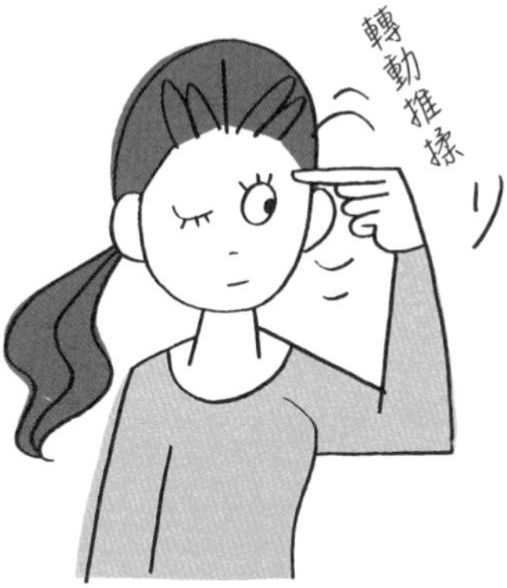

鬢邊有個對消除眼睛疲勞十分有效的穴位「太陽穴」。只要用手指按著轉動推揉刺激這裡即可。若閉上眼睛推揉，睜開眼時就會有眼前一亮的感覺。

03

慢性的肩膀．頸部僵硬要按摩哪裡才有效呢？

肩膀．頸部的僵硬 可藉由搓揉腋下來消除！

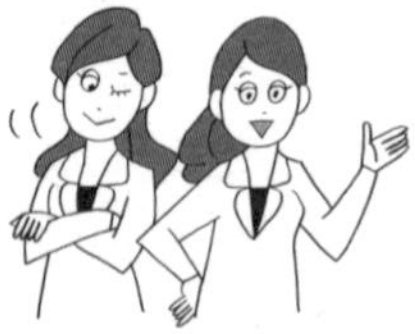

「啊！今天也好累」，當這句話成為你的口頭禪時，你的肩膀、頸部肯定都緊繃僵硬得不行了吧！肩頸周邊是否沉重到活動起來很辛苦，覺得自己像個穿著盔甲的戰國武將呢？如今世界相當和平，根本不需要穿什麼盔甲！請盡快脫去如此沉重的負擔吧！

肩膀僵硬就按摩肩膀。大部分的人都是這麼做，但可惜的是，這樣根本無法徹底消除僵硬。直接搓揉肩膀會在一瞬間感覺輕鬆起來，但是不是沒過多久又再次變得僵硬緊繃呢？所以我們才要按摩放鬆腋下。由於腋下是許多淋巴管與淋巴腺聚集的要點，若能讓此處放鬆下來，體內的淋巴流動就會變順暢，簡直就像切換開關般，一下子就能從硬梆梆的狀態中獲得解放。之後再按摩肩膀，效果更是立竿見影！

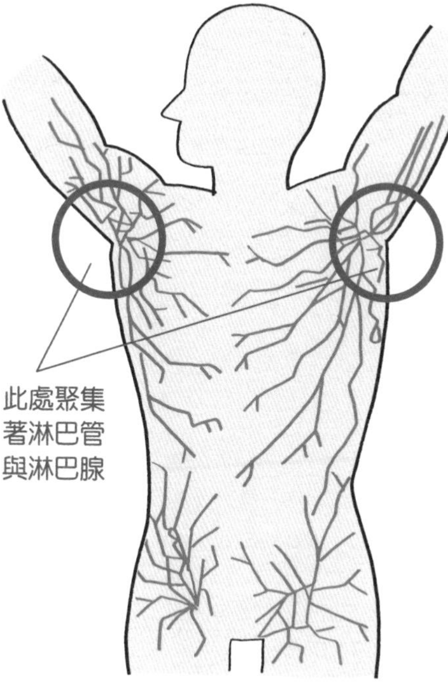

可以這樣發揮作用！

人體中有幾處循環於全身的淋巴管與淋巴腺聚集的地方，腋下也是其中之一。只要刺激這個重要的點，就能有效促進淋巴的順暢流動。

這經絡&保養法有效！

大腸經　小腸經
肺經　心包經
三焦經
P.76～78的基本保養＋P.80、P.83的腋下保養①&④很有效！

想要更有效的人看這裡！

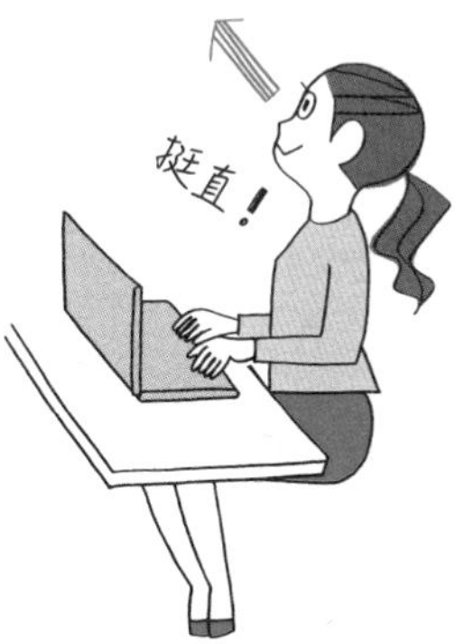

也有一種說法是，頸部・肩膀的僵硬是因為支撐著重量約一成體重的頭部所導致的。盡量注意在過度低頭時，就將頭往上拉抬似地伸展頸部。若養成這個習慣，就能減輕頸部的負荷。

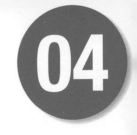

04

頭腦老是昏昏沉沉……

用按摩腋下來消除頭腦的疲累&昏沉！

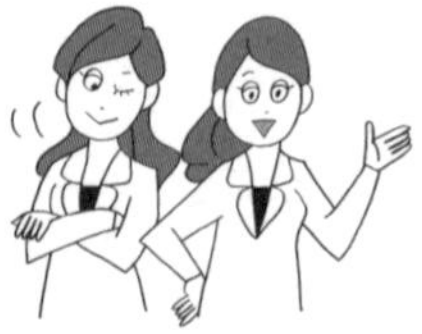

如今世上真的到處都是渾身疲累的人，他們每天都努力地工作、做家事、教養小孩。也有很多人因為連續睡眠不足、過度努力工作而覺得頭腦遲鈍，整天昏昏沉沉。一個人若是疲累到這個地步，身體會變得疲乏沉重，頭腦當然也會運轉不動。抱持沉重的頭腦勉強活動，不但事情進展不順，還會陷入惡性循環之中！

要使頭腦清晰，最重要的就是要讓血液充分運行到大腦。請按摩腋下來刺激具有促進體內循環作用的三焦經。只要大腦的血液循環獲得改善，它就能令人驚奇地靈活運作起來。你的思慮會變清晰、判斷力恢復，就連心情也會如同視野豁然開朗般地備感愉悅。如此一來，工作、家事都能積極地進展，效率也一定會有所提升。

三焦經的經絡

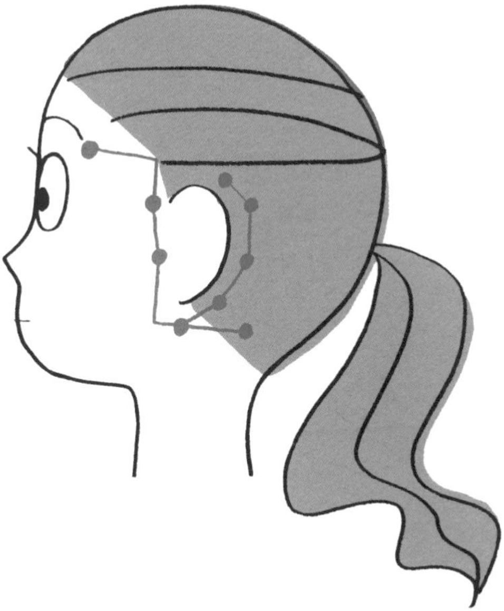

可以這樣發揮作用！

只要腦部的血流停滯，就會覺得頭部沉重、運轉不靈活。由於促進血流循環的三焦經是從腋下相連到頭部，所以只要刺激它，就能強化腦內的血液循環，進而獲得神清氣爽的感覺。

這經絡&保養法有效！

三焦經

P.76～78的基本保養＋P.80的腋下保養①很有效！

想要更有效的人看這裡！

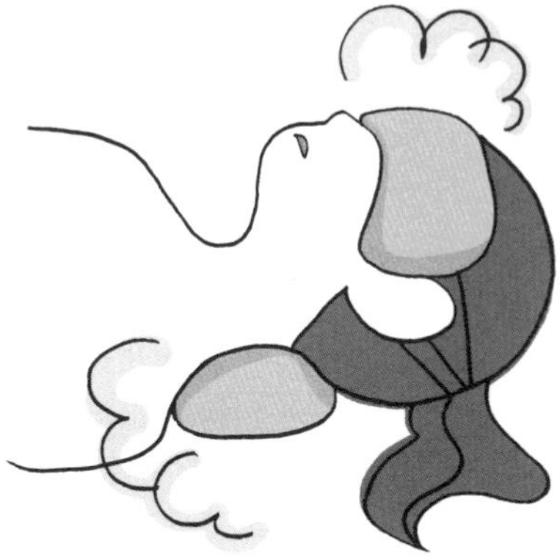

採取平躺等能讓身體放鬆的姿勢，將熱毛巾敷在眼睛上和頸部後面。同時熱敷這兩處可令效果加倍，除了頭部的血液循環會變好之外，副交感神經也會處於優位模式，讓心情因而更為穩定且放鬆。

05

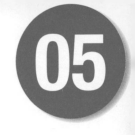

是否曾在無意間發現呼吸變淺？

只要放鬆肋間肌，就能深層呼吸、消除疲勞

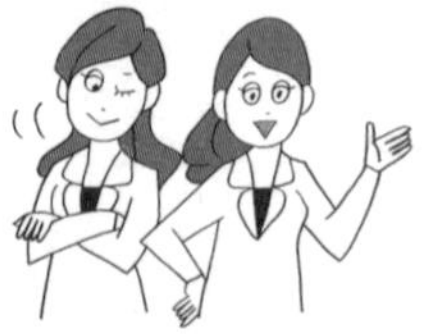

現代有很多人都只是淺層、快速的呼吸。長時間辦公，盯著電腦或智慧手機，加上因為忙碌而運動不足等種種原因，在呼吸時擔任重要角色的肋間肌，就會硬梆梆地十分僵硬。當然，精神性的疲勞、壓力的累積也是元凶之一。經常被時間追著跑，又太過認真努力……這樣的生活型態下，怎樣都無法放鬆，呼吸就會變得又急又淺喔！

所謂的深呼吸，對於維持健康與美容是很重要的。而按摩腋下能放鬆肋間肌，對呼吸也有良好的影響。只要能做到將氧氣吸到腹部的深呼吸，吸入越多氧氣，細胞就會越健康，血液循環也會變好，還能消除疲勞、提升免疫力，也有助於掌控身心平衡的自律神經的調節，好處多多呢！

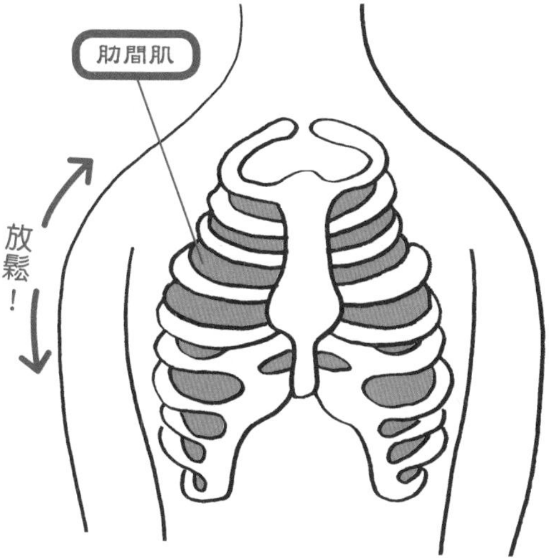

可以這樣發揮作用！

藉由推揉腋下鬆開硬梆梆的肋間肌，呼吸就能更通暢。此外，藉由刺激掌管呼吸的肺經、完善心臟機能的心包經等經絡，促進體內氣血循環，就會獲得協同效果。

這經絡&保養法有效！

肺經　心包經

P.76～78的基本保養＋P.83、P.84的腋下保養④&⑤很有效！

想要更有效的人看這裡！

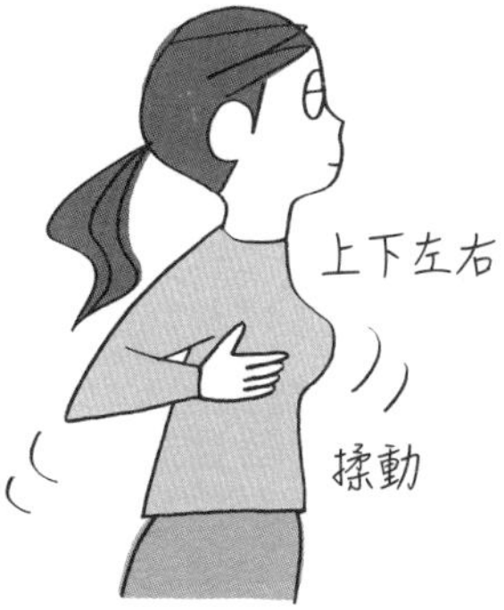

雙手貼住胸部側面，朝上下左右揉動。如此就能讓位於肋骨之間的肋間肌更加舒展、放鬆。若肋間肌僵硬，就會習慣只到胸部的淺層呼吸方式，但若能使其放鬆，吸進的氧氣就容易深入內部。

06

檢查無異常……這時就要嘗試看看

推揉腋下對疲勞、壓力產生的耳鳴也有效！

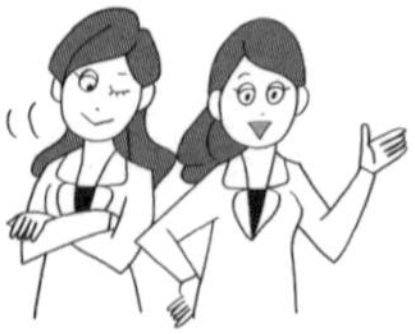

在疲倦或壓力大、生活持續不規律時，有不少人會產生不舒服的持續性耳鳴症狀而困擾不已。但到醫院檢查，大部分似乎都被診斷為「無異常」。來美容沙龍的顧客，在一開始的事先諮詢時，也經常有人訴說有耳鳴的症狀。直接造成此狀況的原因不明，雖然他們經醫生診斷也是「沒有異常」，但令人難以置信的是，在持續經過數次以推揉腋下為主的按摩後，每位客人的耳鳴症狀都會消失、恢復正常。

造成身體不適的原因和結果，並非全都可以一對一地相對應。正因為是原因不明的不舒服症狀，只要好好保養有經絡、淋巴等聚集的部位，使整體循環變好，就能帶來治癒效果喲！

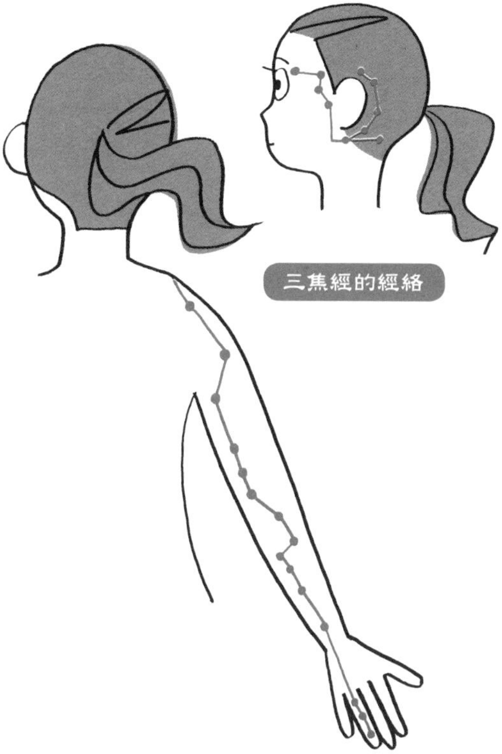

可以這樣發揮作用！

與耳朵有關的是三焦經經絡。從無名指行經手臂、腋下，到肩膀、耳朵周邊。藉由刺激腋下，就能改善伴隨著疲勞、壓力而來的原因不明耳鳴。

這經絡&保養法有效！

三焦經

P.76～78的基本保養＋P.80的腋下保養①很有效！

想要更有效的人看這裡！

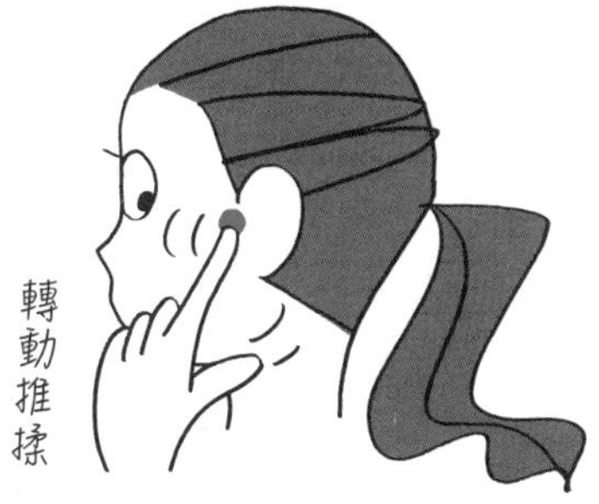

首先，將耳朵往上溫柔地拉一拉放鬆吧！接著再刺激所謂的「耳門」穴位。以指腹轉圈刺激位於耳洞前方的小凸起處。

07

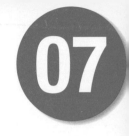

不只會變～輕，還有變纖細的效果

按摩腋下也可消除手臂和手部的疲勞、痠痛和浮腫！

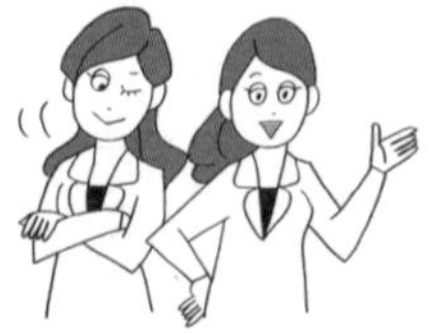

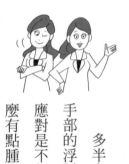

多半在早上、傍晚才會出現，令人在意的手臂與手部的浮腫。若認為只是「體質的關係」而不想辦法應對是不行的。要是放任浮腫不管，也不去消除，那麼有點腫、有點虛胖就會變成真正的腫胖！

我們人體是透過動脈，將水分、營養素送達身體各處的細胞。而細胞內不需要的水分、老舊廢物則是透過靜脈與淋巴管回收，最後變成尿、汗水排出體外。可是，一旦血液、淋巴的流動陷入滯怠，這個回收作業就無法順暢而發生「堵塞」。這就是浮腫的真面目。推揉淋巴管集中且有腋窩靜脈流經的腋下，對消除手臂、手部的浮腫具有即效性。調節經絡的效果，不只有助於淋巴的流動，也能改善血液循環，對於因長時間辦公、做家事等過度使用手臂所導致的疲勞與痠痛也很有效喔！

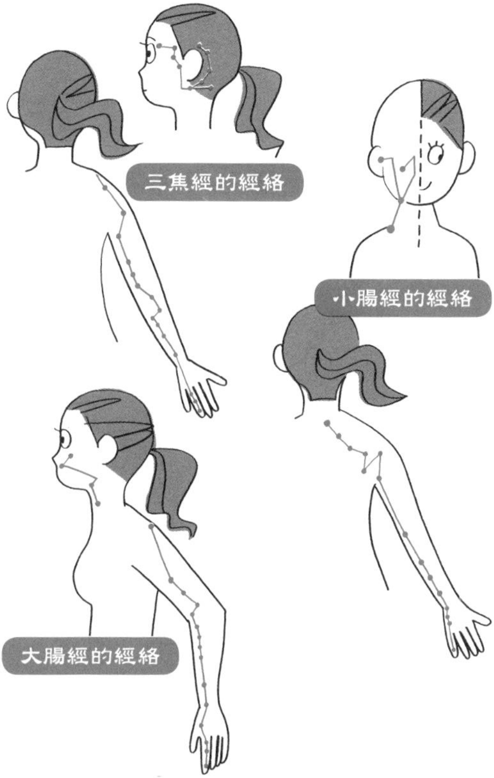
三焦經的經絡
小腸經的經絡
大腸經的經絡

可以這樣發揮作用！

流經腋下的經絡當中，跟手臂、手部的浮腫與疲勞有關的是三焦經、小腸經、大腸經這三條經絡。只要調節好這些經絡，手臂就會變得輕鬆而纖細。這是因為水分代謝變好，可以消除水腫的關係。

這經絡&保養法有效！

三焦經　小腸經
大腸經

P.76～78的基本保養＋P.80、P.81的腋下保養①&②很有效！

想要更有效的人看這裡！

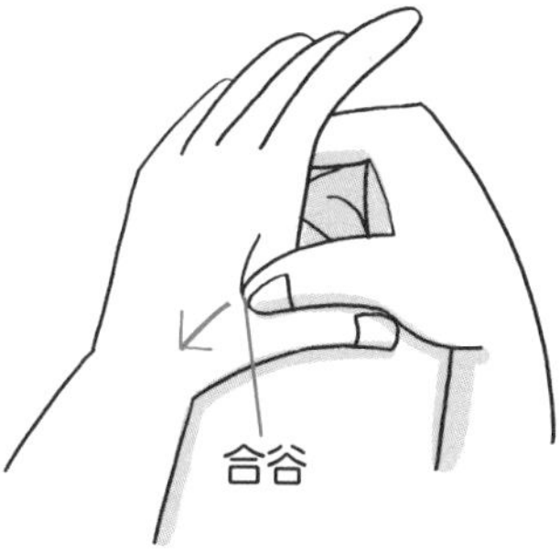
合谷

刺激與大腸經相關的「合谷」穴。合谷位於手背，拇指根部附近的V字型凹陷處，以另一手的拇指壓住穴位，其他四根手指則從手掌面挾住手掌來指壓。以朝手肘方向用力按壓推入的感覺來進行。

08

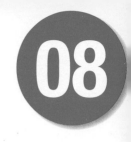

也能解決隨年齡增加而產生的身體問題

按摩腋下，甚至能減緩五十肩&腰痛！

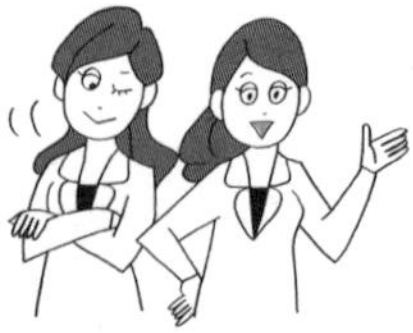

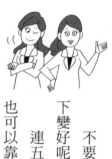

不要說是鄰近的肩膀，甚至連腰部都能靠按摩腋下變好呢！或許這是任何人都無法想像的吧！

連五十肩、腰痛這類中年人才會有的身體不適，也可以靠按摩腋下變輕鬆！

首先，五十肩原本就是肩膀周邊的肌肉或關節發生沾黏變形，在這個狀態下突然做出奇怪動作而引起的毛病。換言之，就是「肩膀版」的閃到腰。五十肩和會隨年齡增加而變辛苦的腰痛一樣，只要平時就讓肌肉放鬆下來，關節的負擔就會減輕，也就不會變嚴重。

只要按摩腋下，不僅可以放鬆肩膀周邊，與腋下相連的背闊肌（latissimus dorsi）也能得以舒展，進而改善腰部的狀態。這些部位看似沒什麼關連，但身體其實整體都是密切相關的。拚命推揉患部也不見好轉跡象，就像一直在按壓「錯誤的開關」！

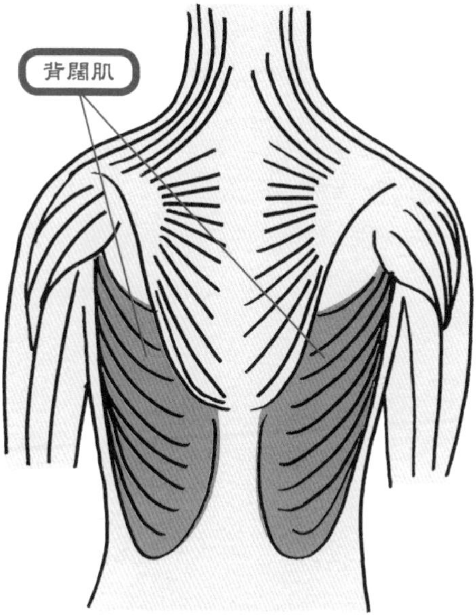

可以這樣發揮作用！

背闊肌是包覆著背部的大肌肉。由於連接著腋下到腰部，所以按摩腋下，就能同時獲得放鬆腰部周邊肌肉的效果。此外，藉由刺激與肩膀相關的大腸經、小腸經經絡，也能改善肩膀周邊的血流與氣的循環。

這經絡&保養法有效！

大腸經　小腸經

P.76～78的基本保養＋P.80、P.81的腋下保養①&②很有效！

想要更有效的人看這裡！

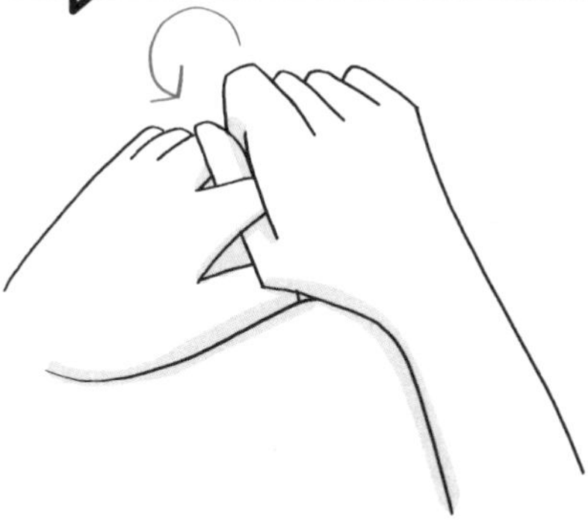

握住另一隻手的食指，朝小指方向扭轉按摩。扭轉按摩完一邊的食指後，就換邊做同樣的動作。

09

現代人一身壓力，因此要按摩腋下！

藉此除去
焦躁不安、心情低落！

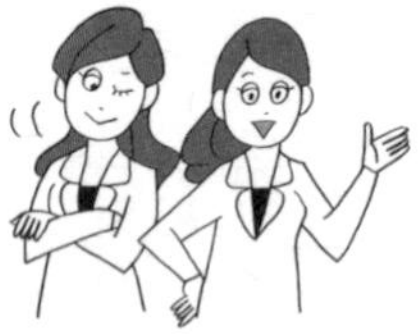

現代人渾身充滿著壓力呢！因為工作忙碌而疲累不堪。因為智慧手機、電腦而用眼過度，引起頸部、肩膀嚴重僵硬。人際關係不順……儘管這是每個人為了生存避無可避的事，但這種狀況一直累積下去，就會產生焦躁不安、陰沉低落的情緒喔！這種情緒嚴重時就會演變成心病，所以有必要盡早應對。

經過腋下的經絡之一——三焦經，對那些壓力引起的人類負面情緒變化具有療效。不但有助於血液等體內水分的流動，也有助於促進氣的流動。因此，當心情焦躁，覺得提不起勁時，可以推揉腋下，強制終結這樣的情緒！不累積疲倦、壓力或是負面思考，才是維持健康的祕訣喔！

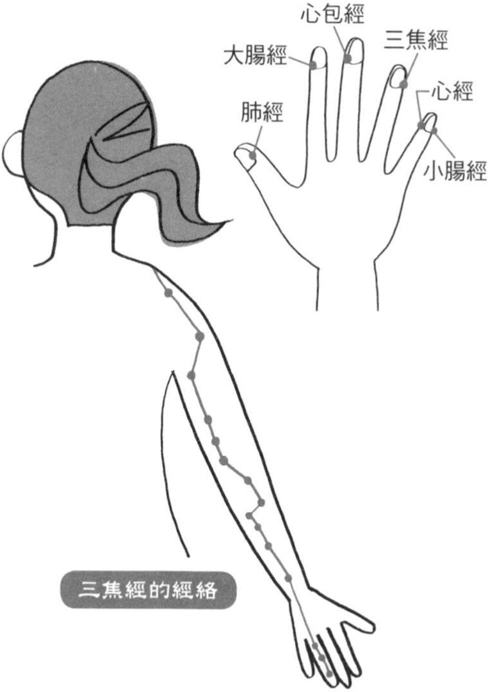
心包經
大腸經
三焦經
肺經
心經
小腸經
三焦經的經絡

可以這樣發揮作用！

三焦經具有促進氣的流動的作用，對轉換心情很有效果。如左圖所示，手的五根手指分別與通過腋下的六條經絡相連，所以也可以刺激相對應的手指。

這經絡&保養法有效！

三焦經

P.76～78的基本保養＋P.80的腋下保養①很有效！

想要更有效的人看這裡！

建議做全身放鬆、扭轉身體的「緩步慢走」（詳情請看P.92）。如此就會理解腋下是如何受到刺激。全身不出力就能放鬆，藉由扭動的動作，讓氣在體內暢行無阻。進行的同時也別忘了要深呼吸。

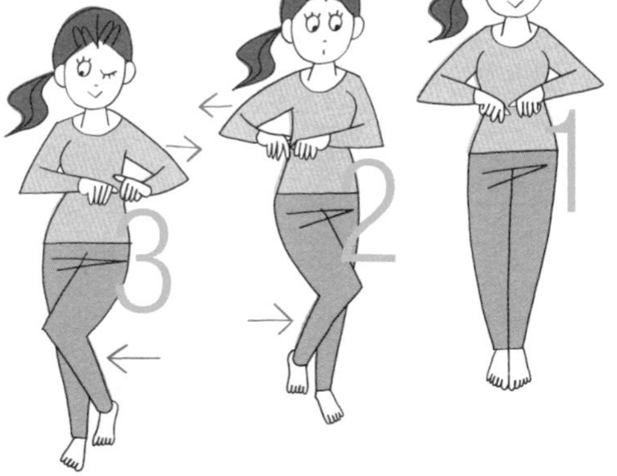
1
2
3

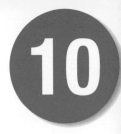

10

「垂乳」的原因是肌肉衰弱。靠按摩腋下來恢復吧！

刺激大胸肌，就有提胸的效果！

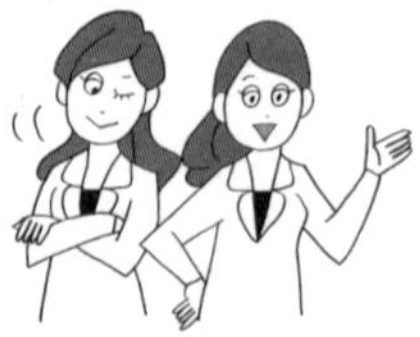

妳是否將令人憎厭的「垂乳」視為「會隨年齡增加無法改變的事」而放棄不管呢？其實，只要推揉腋下就能達到提胸的效果喔！

胸部下垂是由於相對應的大胸肌肌肉衰退。因此，常有人強調可以做伏地挺身來挽救，但若出力的方式不正確，就會用力在肩膀上，這樣練到的就不是大胸肌，而是肩膀到上臂的肌肉。此外，駝背、辦公時長時間維持同樣姿勢等，生活上的不良習慣也是垂乳的原因之一。由於大胸肌異常緊繃僵硬，會導致胸部的血液循環隨之惡化，所以若要提胸就有必要消除這點。

因此，最輕鬆且有效的方法就是按摩腋下。只要揉鬆腋下，停滯的淋巴就會流動，異常僵硬的大胸肌也會隨之放鬆而變得柔軟。如此就能恢復成具彈性而上挺的乳房。

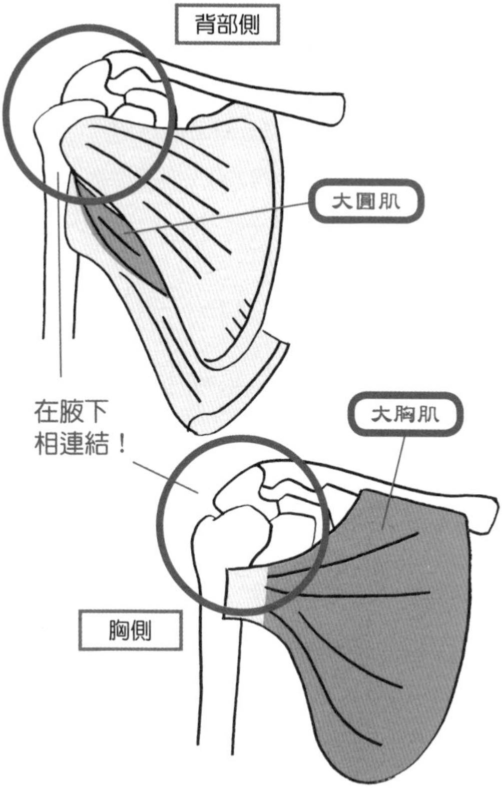

可以這樣發揮作用！

藉由推揉腋下，位於胸側的大胸肌和背上的大圓肌就會受到刺激。垂乳就是因為這些肌肉僵硬、萎縮所引起的，所以要充分鬆開這些肌肉，才能恢復胸部的彈性與份量。

這經絡&保養法有效！

・小腸經

P.76～78的基本保養＋P.80的腋下保養①很有效！

想要更有效的人看這裡！

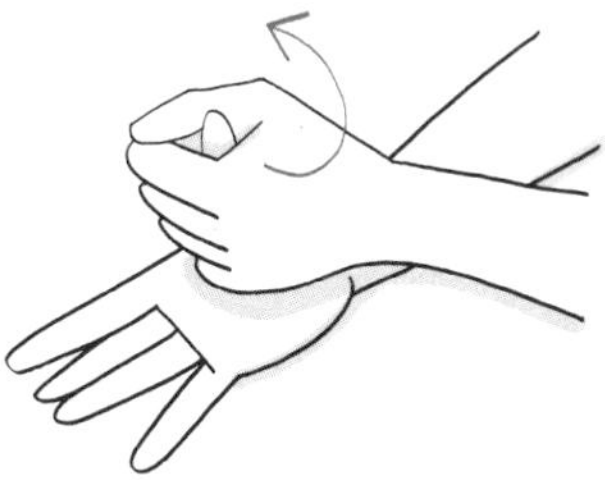

握住另一隻手的拇指，朝手掌外側扭轉按摩。扭轉完一手的拇指後，換邊以同樣方式進行按摩。

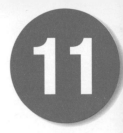

11

想要擁有芭蕾女伶般美麗的頸部線條是可能的

按摩腋下也能打造出纖細頸部、美麗肩線！

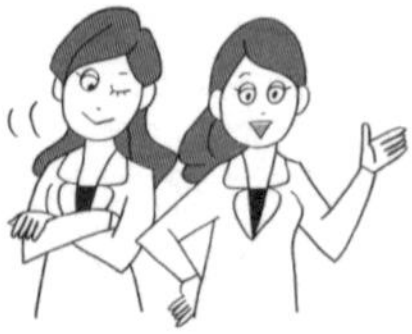

芭蕾舞者的頸部很纖細，直到鎖骨、肩部的線條都非常漂亮。她們美麗的祕訣就在「腋下」！芭蕾舞有很多大幅度打開腋下、伸展手臂的動作。這些動作無疑就是打造出柔美、女性化頸部線條的最佳展現。不斷伸展腋下的動作促進了淋巴的流動。不僅如此，還能使鄰近的大胸肌、小胸肌、胸鎖乳突肌放鬆，變得柔軟有彈性。

而按摩腋下，也能獲得和芭蕾舞動作相同的效果。只要每天養成習慣，想要擁有芭蕾女伶般美麗的頸部、肩線就不是夢想！除了腋下之外，若一併推揉胸鎖乳突肌就能令效果加倍。該部位是連通頸部左右的肌肉，只要這裡顯得僵硬，頸部就會變粗、臉看起來就會是四角形。只要讓胸鎖乳突肌充分放鬆，連臉部都會變清瘦。

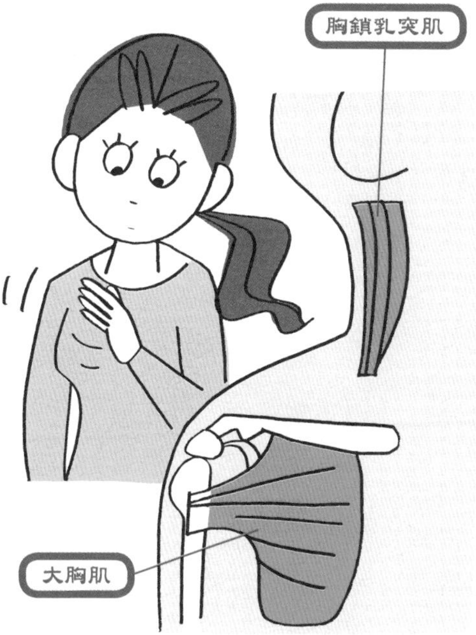

可以這樣發揮作用！

藉由按摩腋下就能放鬆大胸肌、位於背部的大圓肌等部位。除了腋下之外，從上往下推揉鬆開胸鎖乳突肌（朝鎖骨方向）效果會更加提升。如此不只頸部線條會變纖細，也有小臉的效果。

這經絡&保養法有效！

小腸經　大腸經
肺經　三焦經

P.76～78的基本保養＋P.84的腋下保養⑤很有效！

想要更有效的人看這裡！

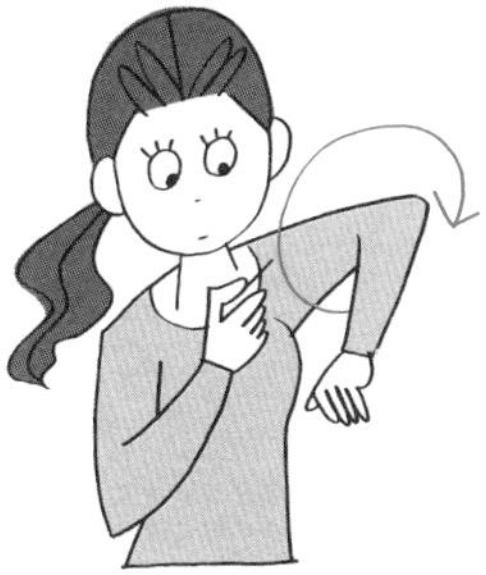

以另一手的手指用力按著鎖骨，將手臂從肩膀朝後方轉動。這動作左右各做十次，就能促進腋下與鎖骨部位的淋巴流動。如此也能舒緩肩胛骨與周邊肌肉，擴展其可動範圍。

12

與重力造成的惱人臉部線條說再見

只要按摩腋下就能擁有小臉！法令紋也變淡！

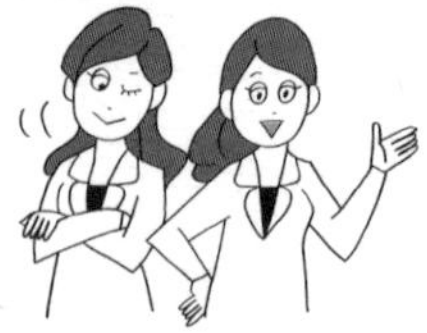

東方醫學中視為「氣」與「血」通道的十二條經絡當中，與臉部有關的經絡之一就是大腸經。由於大腸經也流經腋下，因此只要適當刺激腋下，臉部也能獲得美容效果。同時，淋巴的流動也會變得順暢。越來越不緊實的臉部線條、法令紋，甚至隨著年齡導致臉頰鬆弛的「鬥牛犬臉」，都能在持續按摩腋下的過程中，日漸看見改善的效果。

儘管有很多人認為「自己再怎麼努力也沒用。精華液的效果也只是一時的……」而放棄挽救臉部鬆弛、法令紋，但絕對不是這樣。不見效或一時見效，都只不過是做了局部對症療法的證明。唯有將目光鎖定在身體內部的「連繫」，徹底改善不良的循環，才能真正獲得令人滿意的效果喲！

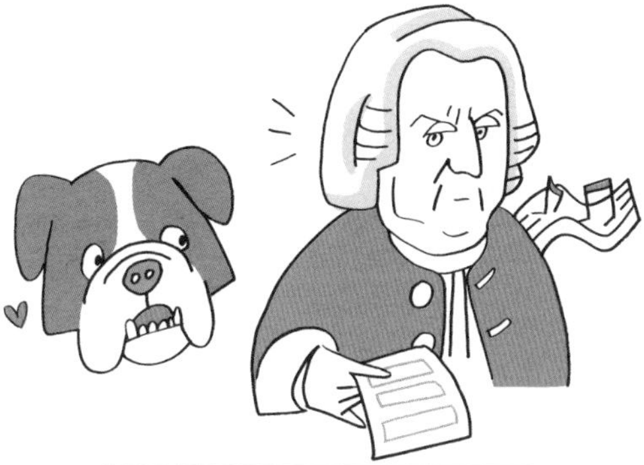

可以這樣發揮作用！

從鼻翼相連到雙手食指末端的大腸經，在美容方面具有很多令人讚嘆的效果，包括小臉、拉提肌膚、臉部線條變俐落、法令紋變淡等等。對便祕、腸道不好的人也有改善效果。若搭配按摩小腸經、膽經會更有效。

這經絡&保養法有效！

大腸經　小腸經　膽經

P.76～78的基本保養＋P.80、P.81、P.83的腋下保養①&②&④很有效！

想要更有效的人看這裡！

以手指戳頭蓋骨般的感覺，用力按壓，如此一直往上按壓到頭頂處停止五秒鐘。容易焦躁不安、生氣的人，頭蓋骨會浮凸而臉部變大，所以推薦做這項按摩動作。

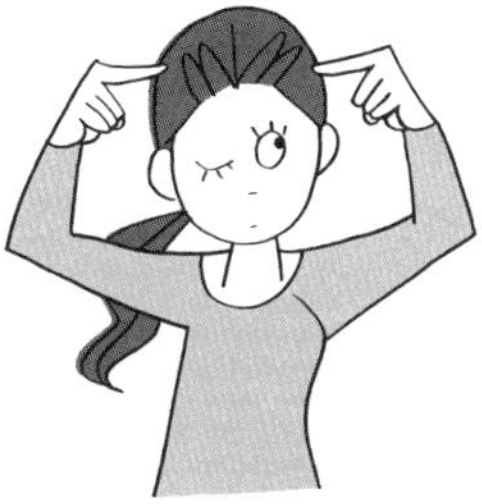

將手指放入髖關節中央的大腿內側，上半身前傾做伸展。洗臉等有往前彎腰的動作時，可以把這當作是一種「運動」來養成習慣。

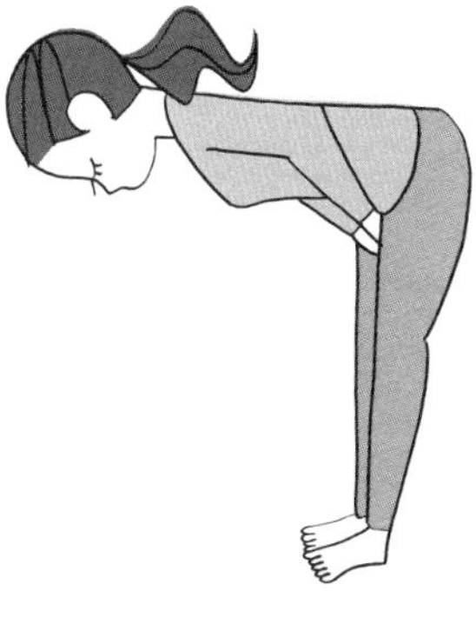

13

以平坦的腹部，擺脫歐巴桑體型

腰部恢復玲瓏有致的曲線就靠搓揉腋下！

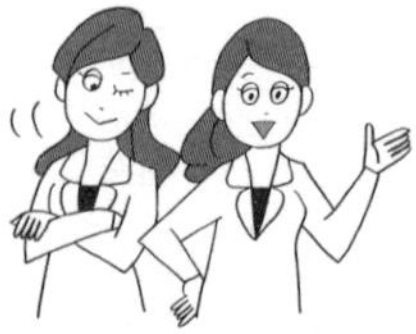

腰部沒有曲線！你可知道原因其實就在「橫隔膜」？橫隔膜是位於胸部與腹部之間、肋骨下方的肌肉。它是重要的深層肌肉（inner muscle）之一，與位在腰部的大腰肌一起形成腰部曲線。由於橫隔膜會隨年齡的增加而擴大，因此若放著不管，就會暴走成「歐巴桑體型」……

要想擁有女人味十足的玲瓏有致身材，與其拚命鍛鍊肌肉，不如先做橫隔膜的放鬆，再加上一些適度的腹肌訓練等運動，就能擁有女人纖細的腰身喲。

此外，還可藉由腋下的按摩來獲得相乘效果。只要刺激對改善腹部周邊惱人問題十分有效的大腸經、小腸經，就能改善導致「小肚腩凸起」的便祕問題，令身體變輕盈！對每天都有排便不順煩惱的人，腋下的按摩也是最有力的幫手呢！

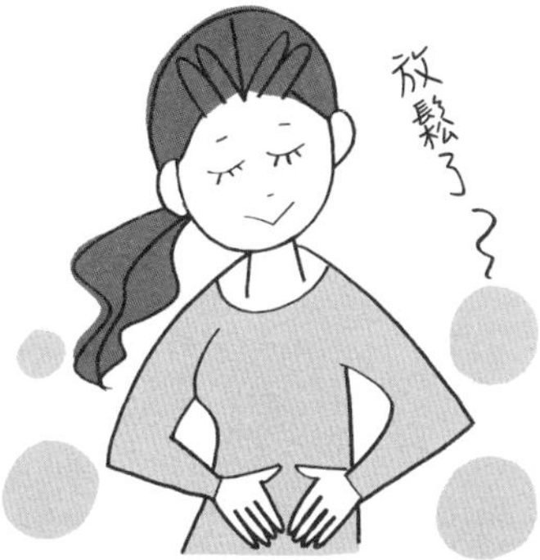

可以這樣發揮作用！

對緊實腰部曲線、腹部周邊尺寸十分有效的，就是大腸經、小腸經。此外，對便祕、下痢等腹部不適也十分有效。雖然是遠離腋下的部位，但不妨就當作是被騙試試看吧！

這經絡&保養法有效！

大腸經　小腸經

P.76～78的基本保養＋P.80、P.81的腋下保養①&②很有效！

想要更有效的人看這裡！

按摩腹部周邊也可立刻發揮將橫隔膜直接按鬆的效果。用手指抓著腹部的肌肉，想像要將它從骨頭剝離般地拉鬆。

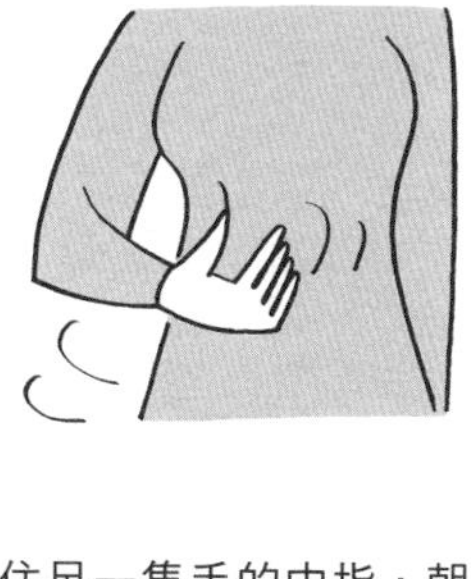

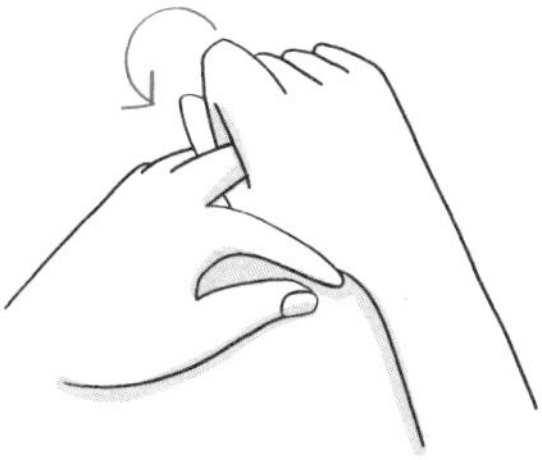

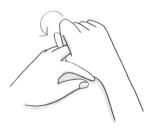

握住另一隻手的中指，朝小指方向扭擰般轉動。一隻手的中指按摩完後，換邊做同樣動作。

14

體內的「氣」、「血」循環立即獲得改善！

按摩腋下對改善高血壓、提升新陳代謝也很有效！

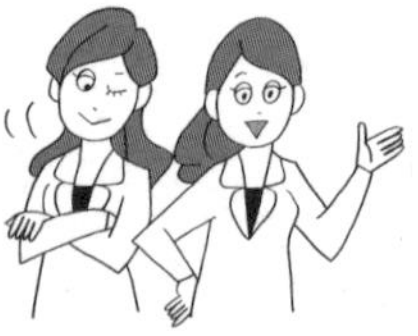

血壓高的人有很多都是水牛肩，他們的頸部到肩膀像水牛般隆起且僵硬，而這些隆起的真面目就是脂肪的沉積。高血壓是血管、血液等循環系統的問題造成的症狀，但其實也和代謝不良息息相關。

按摩腋下不但有助於促進血壓恢復正常，也對提升代謝有所助益。在重視經絡、穴位的東方醫學思維中，認為高血壓是原本應該暢行全身的「氣」、「血」偏上行所致的疾病。滿臉通紅、身體發熱、心跳加速等表徵，都是高血壓特有的症狀。不過，藉由按摩腋下，就能將上行的氣、血往下導引而恢復正常。只要血液循環正常，血液、營養素就能遍及全身各處，代謝也會提升喲！

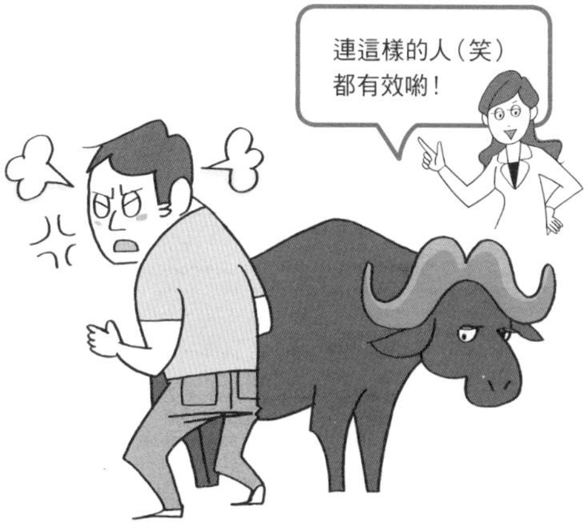

可以這樣發揮作用！

通過腋下經絡之一的心包經，具有完善心臟功能的作用。藉由按摩腋下來刺激心包經，就可能使血壓正常化，具有改善滿臉通紅、心悸等高血壓症狀的效果。

這經絡&保養法有效！

心包經

P.76～78的基本保養＋P.83的腋下保養①很有效！

想要更有效的人看這裡！

洗澡養成不用海綿而用手清洗腋下、背部的習慣。以促進循環的感覺，用手慢慢搓熱這些部位來清洗。代謝功能提升之後，呼吸也能獲得改善。深呼吸對改善高血壓也很有效。

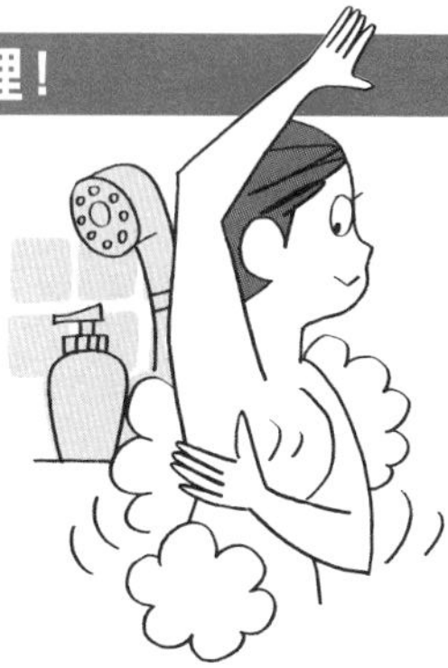

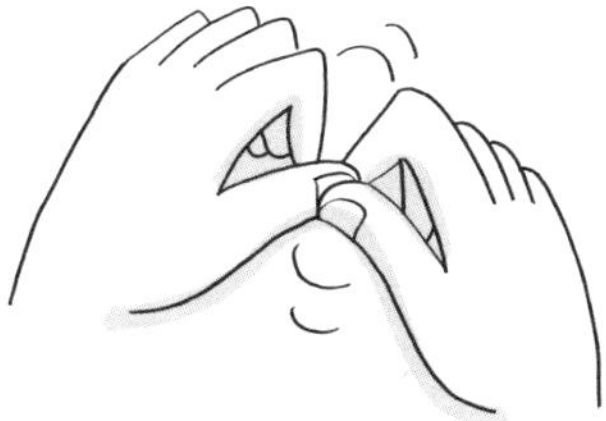

揉鬆大拇指也有助於改善高血壓。不妨趁工作、做家事的空檔時間，養成按摩拇指的習慣。

15

副乳這個部位意料之外地顯眼喔！

消除腋下的副乳，連老人味都不見了！

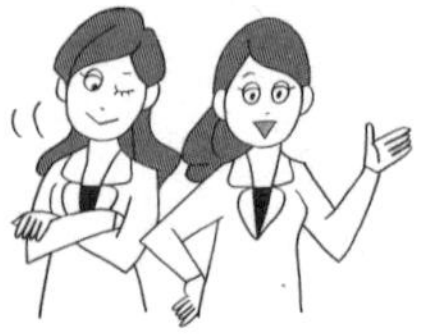

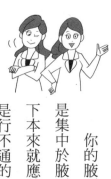

你的腋下是否有鬆鬆垮垮向外凸的贅肉呢？這正是集中於腋下的淋巴流動受阻而變得臃腫的證據。腋下本來就應該是凹進去的，推託是因為肥胖這種藉口是行不通的。

淋巴的流動之所以受阻，應該就是血管裡堆積著黏糊的廢物。你應該有這樣的印象吧？血管的狀態摸起來像是令人討厭的廚房排水管般堵塞。

腋下多出贅肉，使得腋下與手臂之間的界線不太明顯的人，覺得「自己有異味」的人，都是因為這個原因喲。一旦堆積在血管裡的老舊廢物和汗水一起排出來，就有可能產生令人嫌惡的異味。現在立刻揉鬆腋下，使淋巴的流動恢復順暢！想必異味就會隨之消失，副乳也會隨之消除了吧！

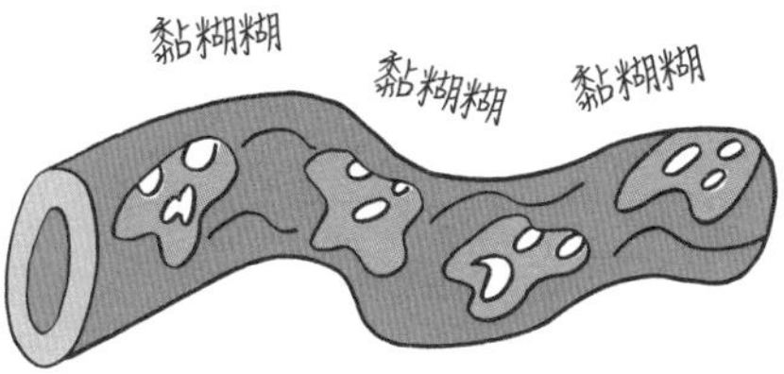
黏糊糊
黏糊糊
黏糊糊

可以這樣發揮作用！

體臭的原因在於血管累積毒素散發出的味道。藉由刺激有助於體液代謝的肺經、具促進身體循環作用的三焦經經絡，改善淋巴、血液循環，就能排出堆積在血管內的毒素。

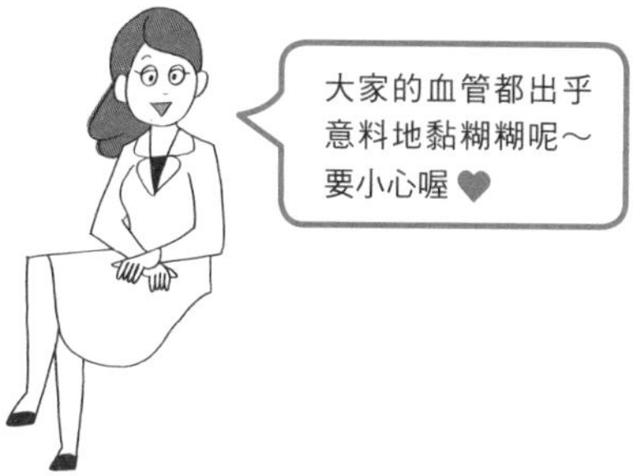
大家的血管都出乎意料地黏糊糊呢～要小心喔♥

這經絡&保養法有效！

肺經　三焦經

P.76～78的基本保養＋P.80、P.83、P.84的腋下保養①&④&⑤很有效！

想要更有效的人看這裡！

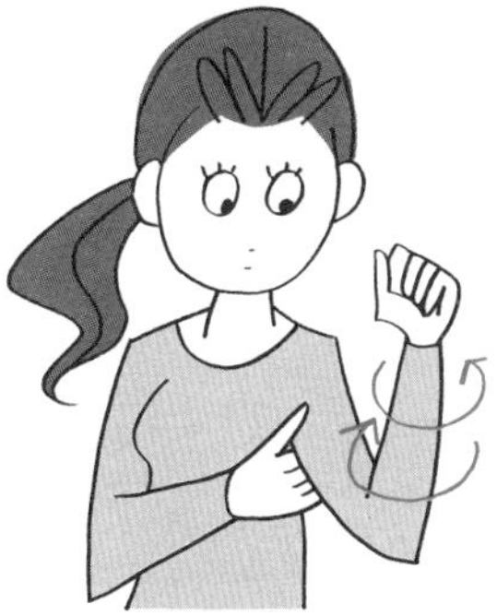

用力按壓著腋下，將手臂朝內外側扭轉。左右手臂交互進行。這個動作可以鍛鍊肩膀根部到大胸肌的部分，如此就能徹底消除因累積老舊廢物而顯得鬆垮的肩膀、手臂周邊贅肉。

16

「身形佝僂」是中高年齡的象徵……

只要按摩腋下就能改善駝背，連背部的贅肉也消失！

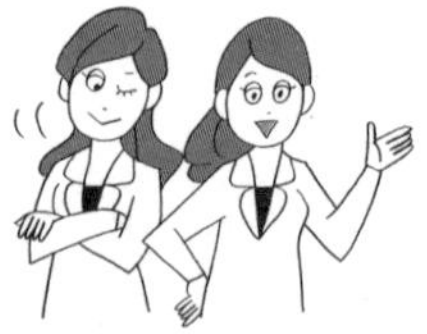

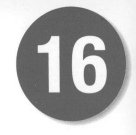

現代人不論何時何地都放不掉智慧手機，因此頸部漸漸往前凸出且背部彎曲。現今社會到處都有頸椎僵直、駝背的人，但僅僅只是姿勢不良就會給人一種上了年紀的感覺。這是因為年齡越大內臟越會萎縮起來，人也會慢慢往前彎腰駝背呢！

一旦出現駝背的情形，背部就會產生贅肉，外觀看起來也就變得粗圓。所以必須要恢復成肩胛骨筆挺、纖瘦漂亮的背部才行。而大圓肌、小圓肌、背闊肌等背部肌肉全部與腋下相連。因此只要將腋下鬆開，整個背部的肌肉就能放鬆，從而恢復到本來應有的正確姿勢。由於也能連帶舒緩肩胛骨，所以從肩膀到整個背部都能活動自如，多餘的贅肉也就會慢慢消除而瘦下來。

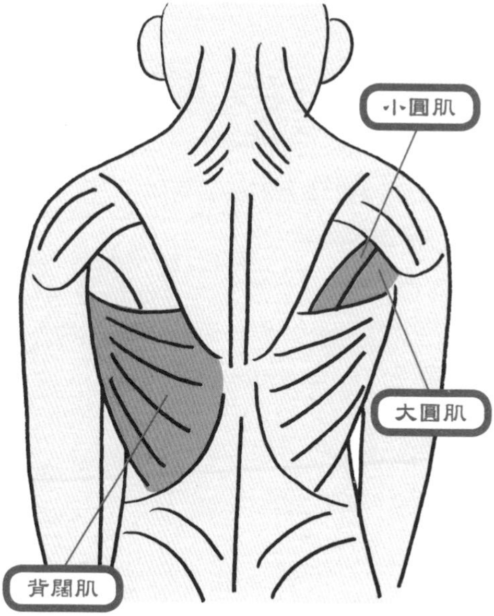

可以這樣發揮作用！

背闊肌、大圓肌、小圓肌等部位的肌肉經由肩胛骨與腋下相連。因此，只要揉鬆腋下，這些肌肉就能全部放鬆下來。如此也能促進血液循環、舒緩緊繃僵硬，進而容易自覺地保持正確的姿勢。

這經絡&保養法有效！

・小腸經

P.76～78的基本保養＋P.80的腋下保養①很有效！

想要更有效的人看這裡！

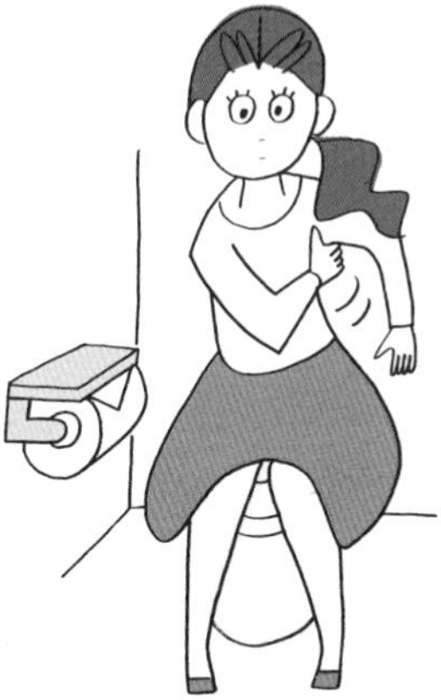

養成在上廁所或看電視等瑣碎時間勤做基本按摩的習慣，效果就會更加顯著。即使只做到一項也可以。而要改善駝背，有意識地保持正確姿勢也是一大重點。

17

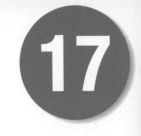

你想要一生都與虛寒體質為伍嗎？

藉由腋下按摩，與虛寒體質・腳部浮腫就此絕緣！

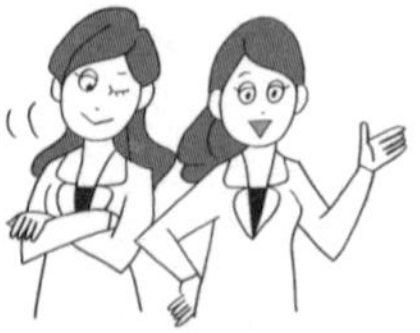

很多女性一年到頭都在煩惱虛寒體質與腳部浮腫的問題。妳難道不想和這樣的煩惱再無關連？為此，只要按摩腋下及刺激心包經就可以改善！心包經是調控心臟作用的經絡，具促進血液循環，將營養運送到全身的作用。只要血液循環變好，虛寒體質也能獲得改善。

也許有人會質疑，腋下是在上半身，與腳部的浮腫能有關嗎？嗯，當然有關啦！腋下的肌筋膜（包覆肌肉的薄膜）與髖關節相連，只要放鬆腋下就能對髖關節的淋巴腺給予刺激，透過鼠蹊部的淋巴傳達到下半身。如此一來，淋巴的流動良好，下半身的代謝就會變好，進而排除多餘的水分消除腳部的浮腫。如何？是不是很棒呢！按摩腋下，不只有助於改善上半身，也能對下半身帶來良好影響喔！

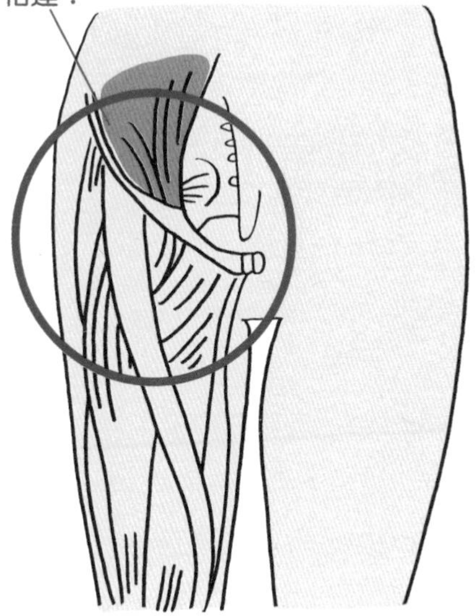

可以這樣發揮作用！

由於腋下的肌筋膜會牽連到髖關節，所以對腋下的刺激是會通透髖關節到達鼠蹊部的。鼠蹊部也和腋下一樣是淋巴腺的集中處，所以能促進下半身整體的水分代謝，消除浮腫。

這經絡&保養法有效！

大腸經　心包經

P.76～78的基本保養＋P.80的腋下保養①很有效！

想要更有效的人看這裡！

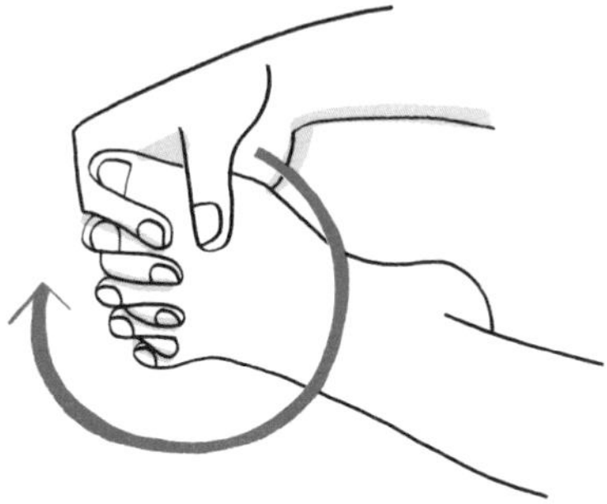

將手指與腳趾根部像「配對」般握在一起，在這種緊握的狀態下轉動腳尖。當腳趾根部周邊滯怠的血液循環變好，血液自然能傳送到腳尖，腳部冰冷的情況就會獲得改善。

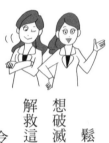

18

最近是否覺得臀部的位置往下垂？

腋下按摩也能提臀，並且改善髖關節痛！

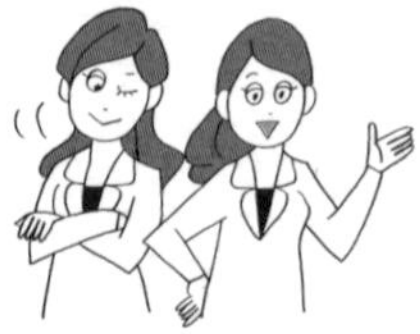

鬆垮的臀部線條、四角形臀部，任一種都令人幻想破滅。如果你想要做點什麼來改善，按摩腋下也能解救這樣的危機感。

令人驚訝的是，腋下的肌筋膜（包覆肌肉的薄膜）與髖關節相關連。藉由刺激腋下就能放鬆大胸肌，以及與此相連在一起的腹部深層肌肉——髂腰肌（iliopsoas muscle），甚至與髂腰肌有連動關係的髖關節都會變靈活。由於髖關節痛的人多數都有便祕的問題，所以按摩腋下也有一石二鳥改善煩惱的可能。

臀部和腹部是分別包覆住髖關節前後的部位。只要腹肌鬆弛下來，就能好好用到身體後側的臀部肌肉，因此也能期待其提臀效果♥只要經常活動臀部的肌肉，大腿後側的贅肉就能消除且變得彈嫩，如此要打造彈性十足的美臀，或許就不是夢想！

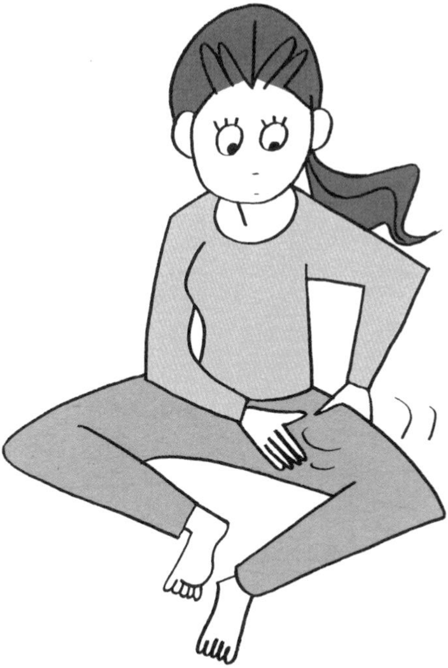

可以這樣發揮作用！

大胸肌與介於腹肌之間的深層肌肉「髂腰肌」相連。由於髂腰肌也與髖關節相連接，所以只要按摩放鬆腋下，連髖關節都會變得靈活起來，進而舒緩包圍此處的腹部到臀部的肌肉。

這經絡&保養法有效！

大腸經　小腸經
三焦經

P.76～78的基本保養＋P.80的腋下保養①很有效！

想要更有效的人看這裡！

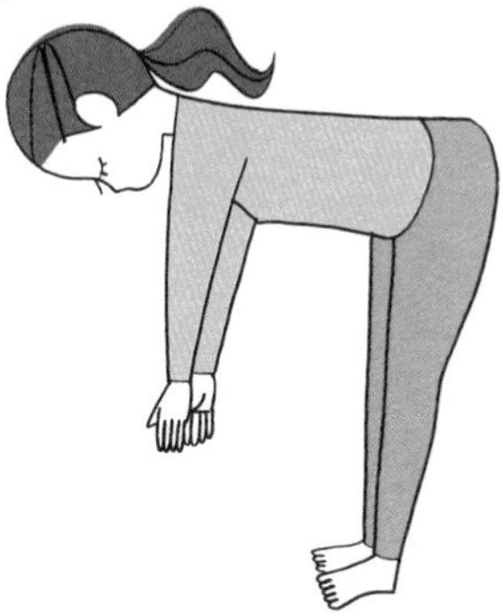

保持立正站好的姿勢，背部挺直地將身體往前傾。感覺像是要從髖關節對摺身體般地往前傾。這個動作會伸展到大腿後側肌肉，達到更大的提臀效果。

19

有生理痛煩惱的女性，請按摩腋下！

改善生理痛・美容效果，都是些令女性愉悅的事！

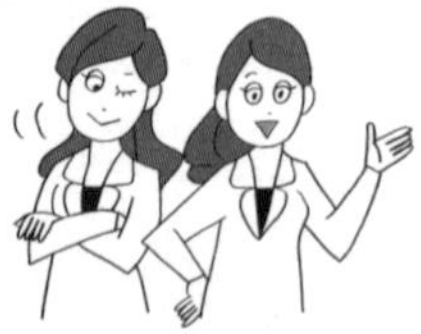

三焦經是經過腋下的經絡之一！所謂的三焦經是具有調和呼吸循環、消化吸收、排泄三大系統作用的經絡。當身體整體的循環變好，貧血就能獲得改善，臉部的氣色會變好，也能消除黑眼圈，諸如此類的美容效果相當令人期待。此外，也具有平衡荷爾蒙的效果，對女性而言可說是非常重要的經絡。

三焦經也被稱為「回春的經絡」。聽了這說法是否無法置之不理呢？最近，更年期年輕化的例子漸增，這是身體在壓力等因素下荷爾蒙紊亂所致。一旦女性荷爾蒙減少，身體就會出現肌膚乾燥、頭髮乾巴巴等各種失去「潤澤」的問題，所以需要多加注意。請按摩腋下，積極刺激三焦經來恢復女性應有的光澤亮麗吧！

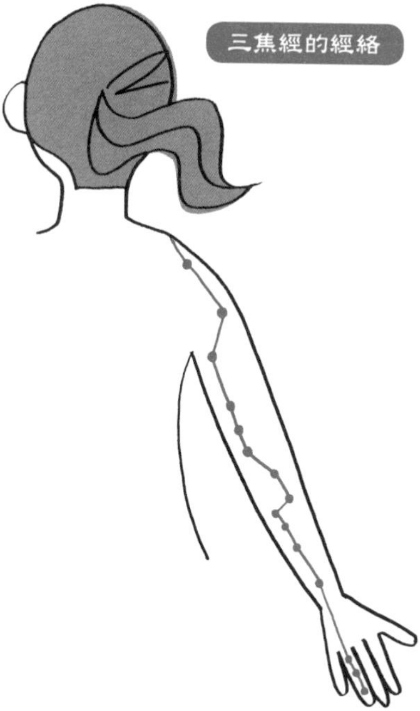

可以這樣發揮作用！

三焦經是自無名指通過腋下，上達耳朵周邊的經絡。具有掌管荷爾蒙分泌的作用，所以即使只刺激無名指及其周邊穴位，也能達到效果。

這經絡&保養法有效！

三焦經

P.76～78的基本保養＋P.80的腋下保養①很有效！

想要更有效的人看這裡！

介紹兩項能有效促進女性荷爾蒙分泌的舒緩保養法。

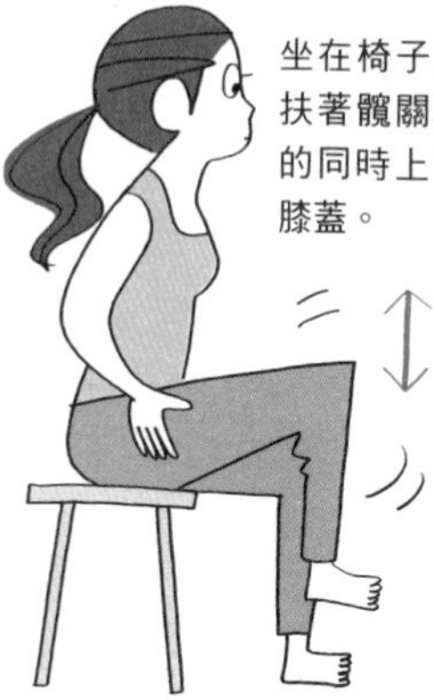

坐在椅子上，手扶著髖關節外側的同時上下抬舉膝蓋。

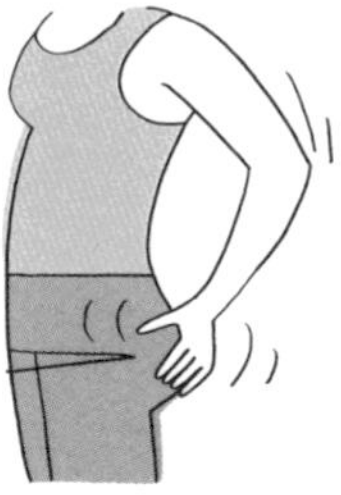

揉捏臀部的臀大肌，並以手握拳地來回揉動推拿。

20

對成人的氣喘也有效！

只要按摩放鬆腋下，痛苦的氣喘症狀就能減輕！

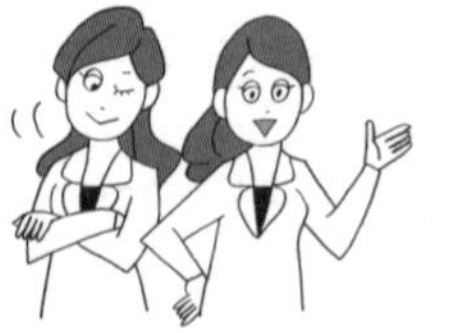

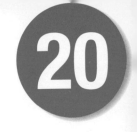

你知道嗎？相較以往，最近氣喘患者人數出乎意料地一直在增加當中。儘管汽機車排放的廢氣等空氣污染，或是食品所含化學物質等外在因素的影響很大，但是太過努力工作而過勞，以及累積太多壓力也被認為是原因之一。所以疲勞千萬不能就這樣放著不管。一旦感覺疲倦了，就要勤於按摩腋下來消除疲勞。

具有將呼吸與氣運送到全身作用的肺經，是一條改善氣喘頗有效果的經絡。有氣喘毛病的人，當病症發作而痛苦時，不妨試著用力按摩腋下。如此應該就能改善咳嗽、喘不過氣來等症狀。此外，氣喘病人的腋下肋間肌多半都會硬梆梆地非常僵硬。因此只要將這裡鬆開，讓空氣容易通往肺部，呼吸就會變順暢。

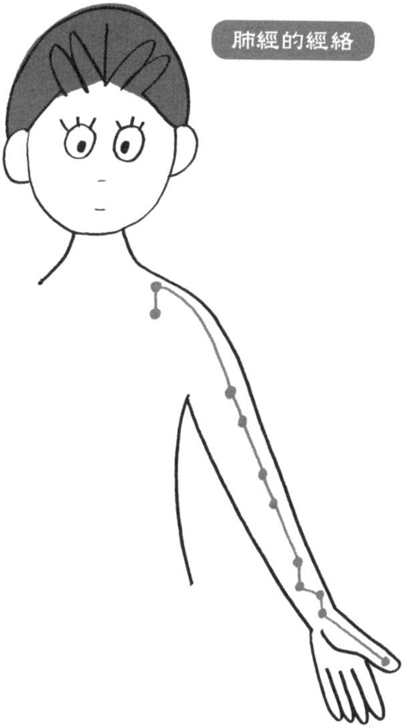

可以這樣發揮作用！

由於人是藉由呼吸獲得能量，所以維持呼吸正常是很重要的一件事。肺經誠如其名，是具有將吸入的氧氣及氣運送到全身作用的經絡。對改善心悸、喘不過氣、氣喘等都有效。

這經絡&保養法有效！

肺經

P.76～78的基本保養＋P.83、P.84的腋下保養④&⑤很有效！

想要更有效的人看這裡！

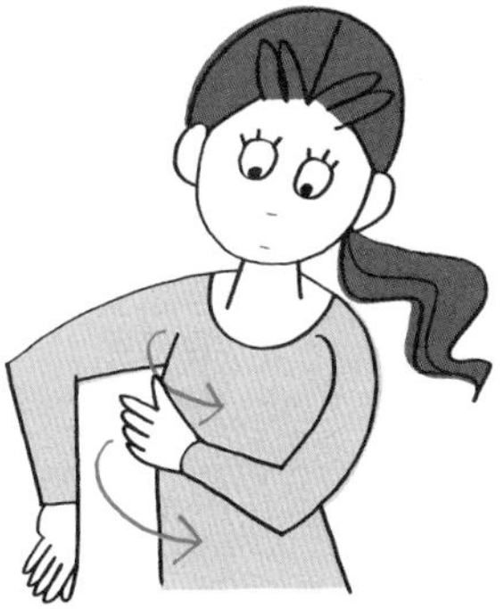

藉由刺激變得緊繃僵硬的肋間肌，呼吸就能變得輕鬆。將手放在另一側腋下，手指伸入肋骨之間般，由後往前推動肌肉。

COLUMN 2

按摩腋下
就變得
如此有精神！

對有效改善疼痛、提升美容效果的
阿部姊妹感謝之語 No.1

有各種疼痛、美容煩惱的人們，紛紛湧入了阿部姊妹的工作室。到目前為止竟然超過了兩萬人！以下將陸續介紹幾個實際消除痛苦、改善煩惱等等的親身實例感想。

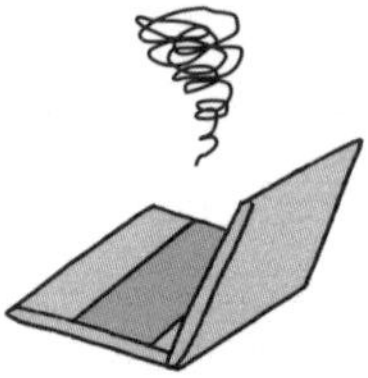

因工作繁重沒辦法，使得肩膀一直處於用力狀態。因為怎樣都解決不了肩膀、頸部的疼痛，所以來到阿部姊妹的美容沙龍。持續接受以腋下、手臂為重點的按摩放鬆之後，肩膀、頸部的疼痛都難以置信地消失了！工作也變得有幹勁了。

●40歲左右女性

最近很難變瘦、一直發胖。覺得肩胛骨也很僵硬，由於太痛苦所以前來諮詢。以前沒察覺到，但腋下似乎真的圓鼓鼓地腫脹起來了。將腋下充分揉鬆之後，淋巴的流動一下子就變順暢，腋下更是不可思議地凹陷下去。肩胛骨附近變得輕鬆起來，人也變瘦了。也覺得新陳代謝都提升上來了。

●30歲左右女性

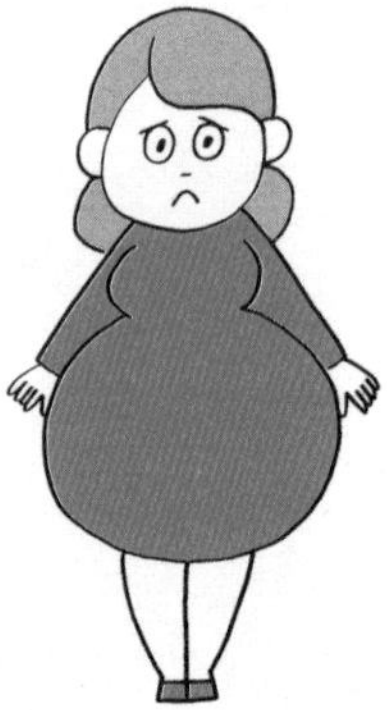

CHAPTER 2

請記住實際操作「腋下按摩」的方法！

大家應該都已經知道
按摩放鬆腋下有哪些好處了吧？

那麼就讓我們
開始「腋下按摩」吧！

沒有任何困難的步驟
首先只要能記住三個「基本按摩」技巧就可以了！

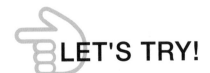

LET'S TRY!

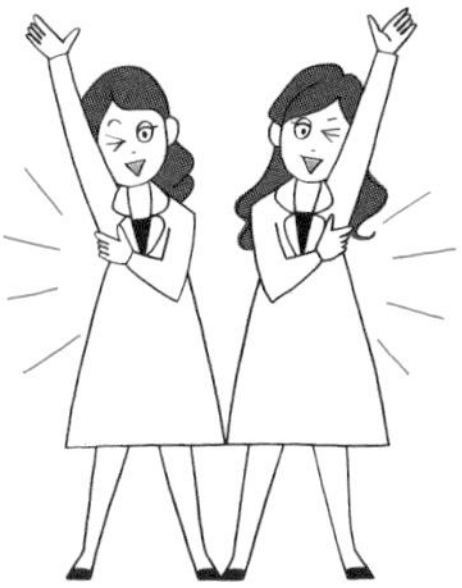

舉例來說，在意頭痛、眼睛疲勞的人可以翻閱P.32～33。參照P.33的「這經絡&保養法有效！」中所寫的「P.80、P.81的腋下保養①&②很有效！」，就能一目瞭然地知道要加上什麼保養最好！

「腋下按摩」的方法，非常簡單！最基本的按摩法，只有三種！這三種方法對所有的症狀幾乎都有效，基本上只要做這些按摩就OK。此外還介紹了五種加強版的保養法，以求更進一步改善各種症狀，並在CHAPTER 1介紹到的二十種症狀各頁面的「這經絡&保養法有效！」中，標示出要追加進行哪幾項按摩才會更有效。加上這些加強版的保養，效果會更加提升呢！有時間時，只要做好基本按摩再加上針對不同症狀的對症保養法，就能更強而有力地解決煩惱喲！

有時間就做……效果更顯著！

按摩前的準備

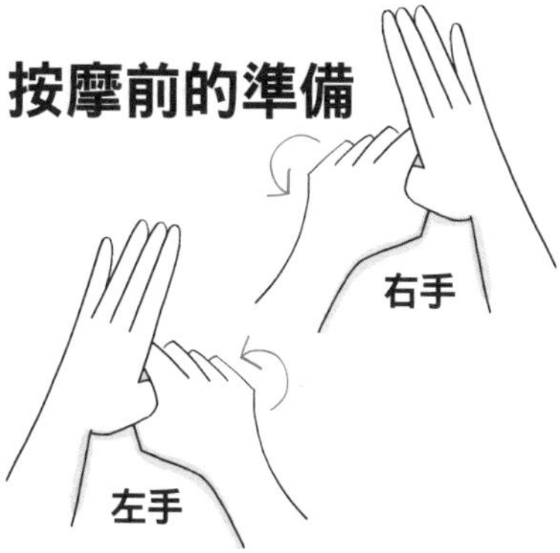

若在開始腋下按摩前，先稍微放鬆拇指，效果會更加提升。握住右手拇指根部，朝自己的方向用力扭轉。藉此放鬆右手所有手指吧！由於經絡是相反的，換成左手的手指就變成朝小指的方向扭轉。只要手變柔軟有彈性，末梢的血液循環就會變好，手也會變溫暖。這對過度使用電腦之類的情況也很有效。

基本保養①

對所有症狀有效的第一項保養。將四根手指挾在腋下，拇指就能自然地擺在肩膀根部附近。維持這樣的姿勢下，拇指往下朝腋下方向推揉。要放鬆變僵硬的地方，就要以拇指推揉15次左右來鬆開。

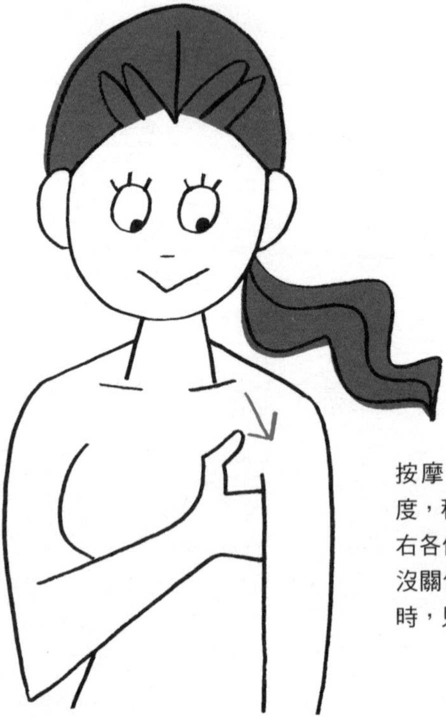

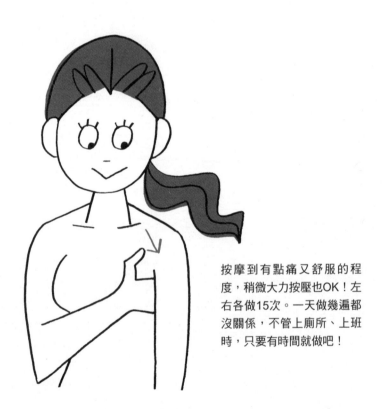

按摩到有點痛又舒服的程度，稍微大力按壓也OK！左右各做15次。一天做幾遍都沒關係，不管上廁所、上班時，只要有時間就做吧！

基本保養②

拇指放在腋下。其他四根手指抓著肩胛骨，像是要將背上的肉朝胸部方向集中似地滑動手指。由於肩胛骨範圍很大，若分別由上方、正中央、胸部下方這三個區域各按摩3次來放鬆肌肉，就能徹底按摩放鬆肩胛骨。

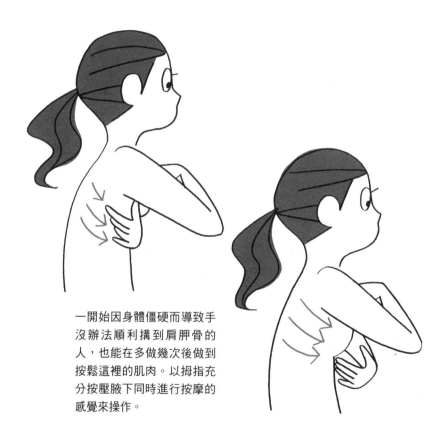

一開始因身體僵硬而導致手沒辦法順利搆到肩胛骨的人，也能在多做幾次後做到按鬆這裡的肌肉。以拇指充分按壓腋下同時進行按摩的感覺來操作。

基本保養③

以左手的手指確實挾住右側的鎖骨。保持捏著鎖骨的姿勢，將手臂慢慢大幅度地往後轉動。如此有意識地充分轉動肩胛骨5次左右之後，左手臂也同樣轉動5次。

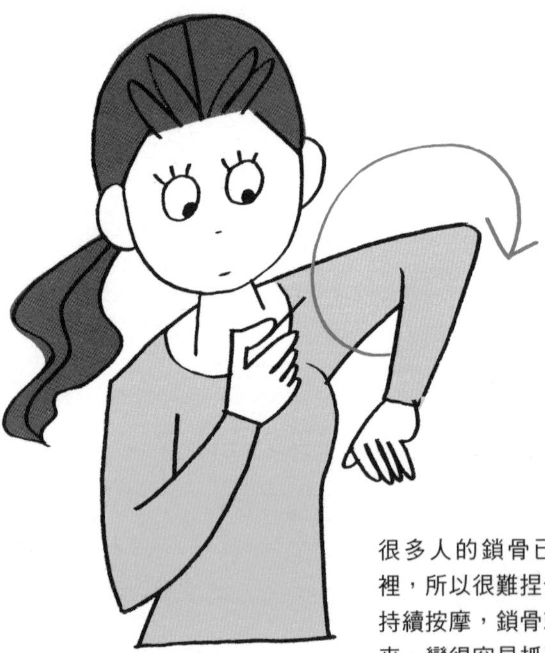

很多人的鎖骨已經埋在肉裡，所以很難捏住，但只要持續按摩，鎖骨就會浮現出來，變得容易抓到。原本鎖骨就該是個凸出到足以積水的部位。

你是否已經記住三種基本保養了？
沒有任何難做之處，
不論坐著或站著，任何地方都能做，
所以想到的時候就勤快地做吧！
只要每天持續不間斷，
就能實際感受到，
不論腋下或是肩膀、頸部
都會漸漸變得柔軟有彈性喲！
接下來就是對症進行的加強版保養囉！

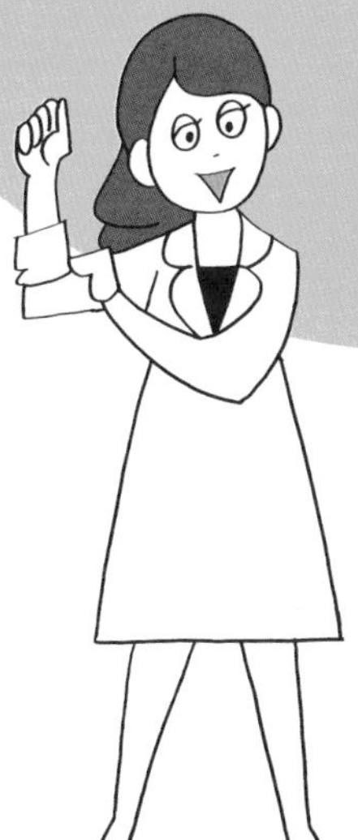

按症狀保養

腋下保養①

拇指放到腋下。保持這個姿勢，將拇指從腋下滑動到手肘做按摩，放鬆手臂內側僵硬的地方。由於手臂也有寬度，所以可分前側、正中央、後側三處分別按鬆肌肉，就能充分按摩到。以要將手臂伸展開來的感覺，有意識地充分按壓各3次。

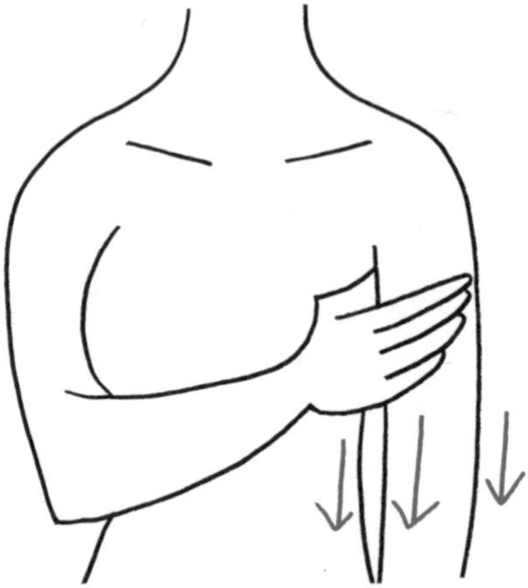

手臂僵硬的人很多，有的人甚至會感覺到疼痛，但即使有些疼痛也要忍耐著按摩。一旦習慣之後，增加到10次左右會更有效。

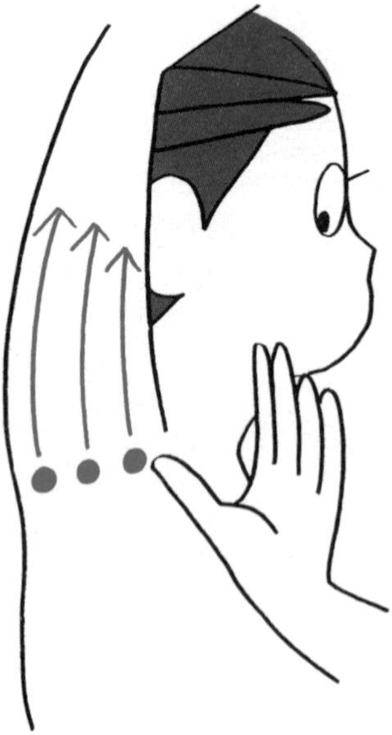

按症狀保養　腋下保養②

彎曲手肘，按摩放鬆整個手臂外側。為了放鬆整個手臂，這裡要分別按鬆兩個地方。將拇指以外的四根手指，平放在中指延長線上的手肘處，像是要牢牢握著手臂般，將手指往上推動到肩膀根部附近來按摩放鬆。再以同樣的方式按摩小指的延長線。若有時間，也可將相同延長線上手腕到手肘的肌肉鬆開。一旦發現肌肉僵硬之處就加以按摩放鬆會更為有效。

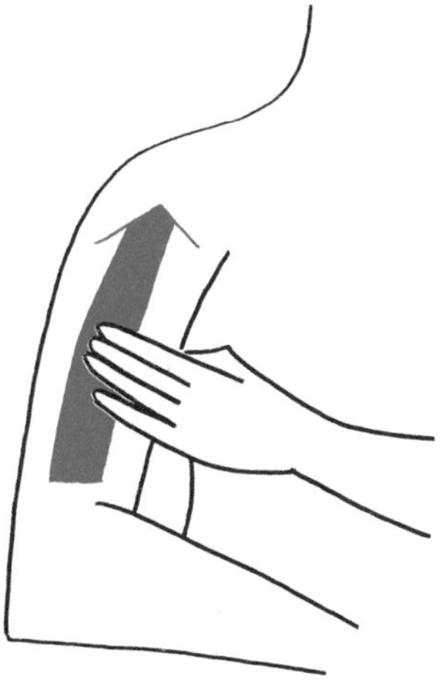

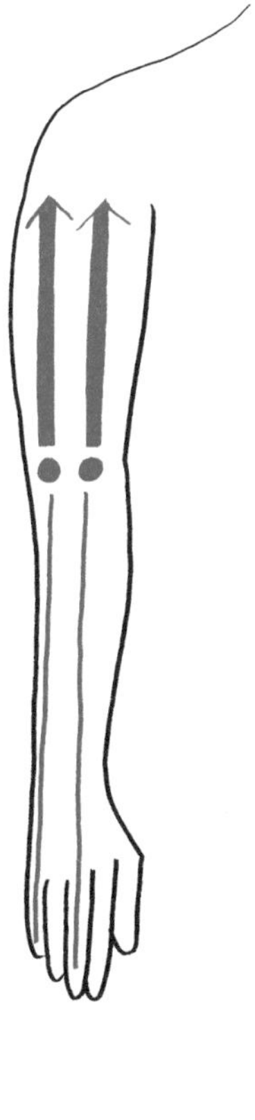

將手指推動到肩膀附近，最後再用拇指充分按壓腋下，一併刺激腋下吧！中指的延長線與小指的延長線都各做3次來進行放鬆。

按症狀保養

腋下保養③

試著以手指確實捏住右側的鎖骨。保持捏住的姿勢伸展右手臂，並將手臂往上抬舉至肩。儘可能往上抬舉，反覆上下舉個5次左右。做完之後，換左手臂做相同的保養動作。重點在於確實捏住鎖骨，有意識地充分伸展腋下。

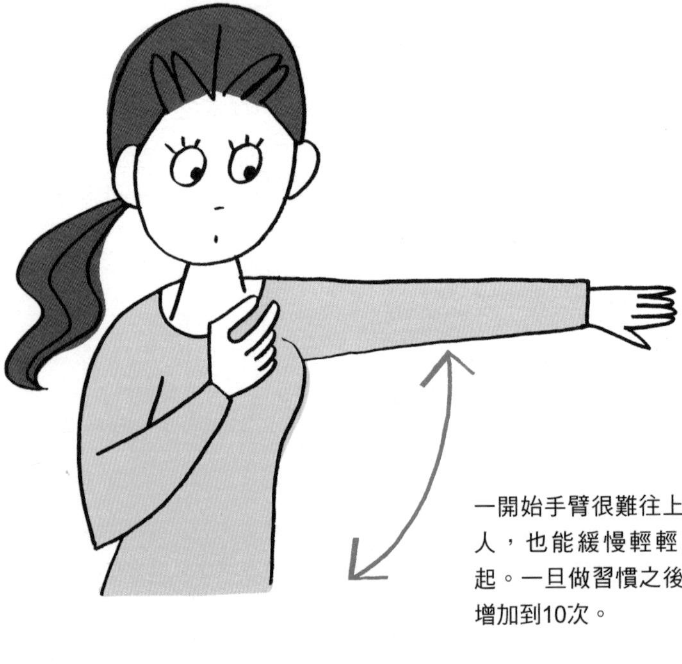

一開始手臂很難往上抬舉的人，也能緩慢輕輕向上舉起。一旦做習慣之後，也可增加到10次。

按症狀保養 腋下保養④

分三處放鬆腋下的肋骨附近。首先將四根手指放到腋下，以手肘往上抬舉的姿勢，將手臂朝前後方向轉動。接著，將手置於肩胛骨的正中央附近，同樣轉動手臂。最後將手置於肩胛骨下方的肋骨上，大幅度地轉動手臂。

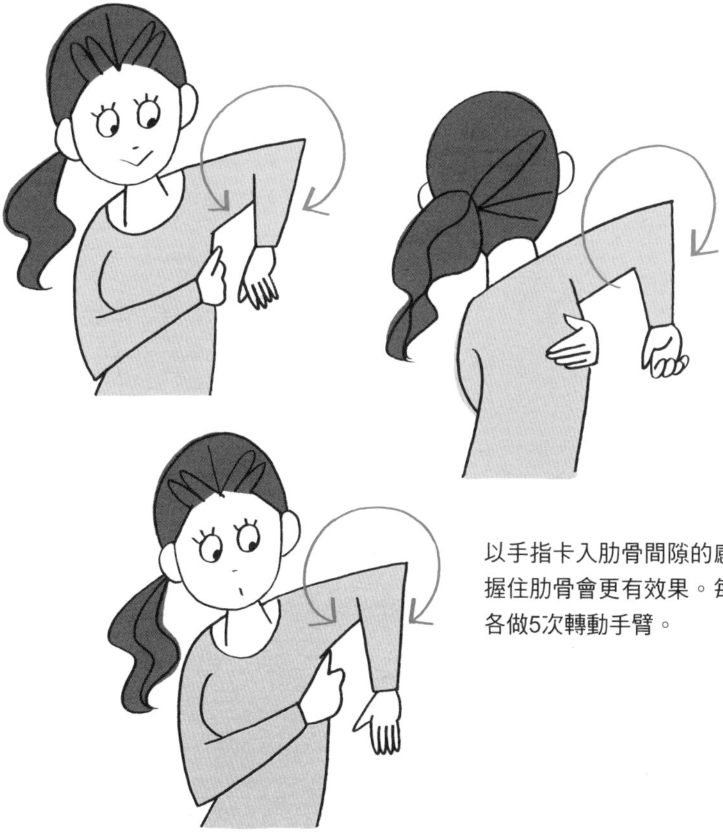

以手指卡入肋骨間隙的感覺握住肋骨會更有效果。每處各做5次轉動手臂。

按症狀保養

腋下保養⑤

放鬆位於腋下的肋骨，並撥鬆沾黏在一起的肌肉。由於肋骨是有寬度的，所以要分三處鬆開。三處都先用手抓住肩胛骨構得到的地方，以手指朝腋下方向推動肌肉。接著再從胸部側邊往前撥動肌肉，然後同樣將胸部下方附近的肌肉往前撥鬆。

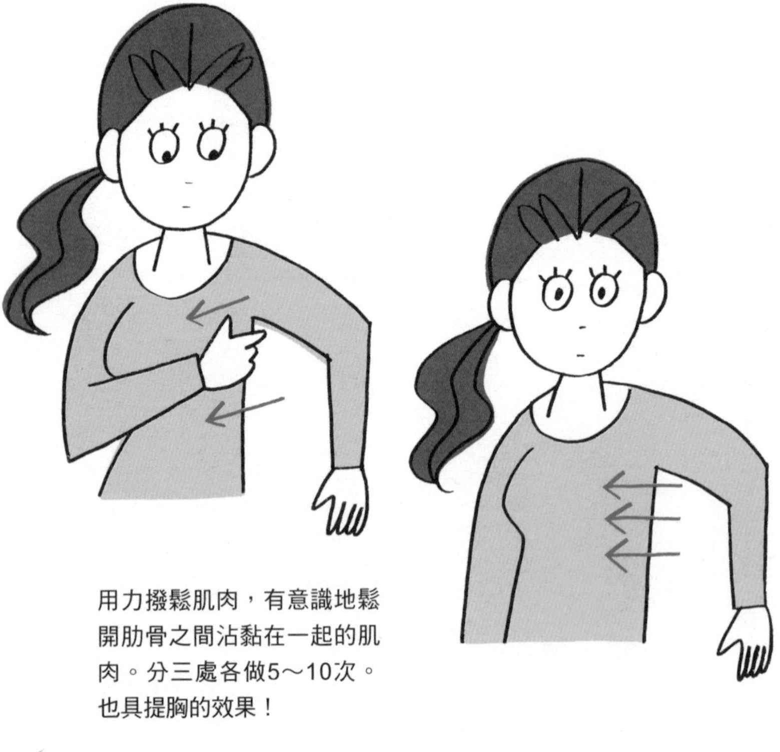

用力撥鬆肌肉，有意識地鬆開肋骨之間沾黏在一起的肌肉。分三處各做5～10次。也具提胸的效果！

有時間就做……效果更顯著！

緩和心情的保養

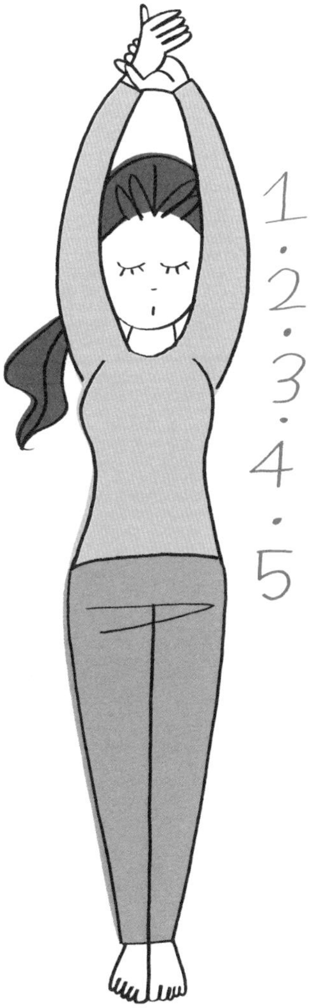

腹部挺直，右手握著左手手腕。保持這個姿勢，用力往上伸展。要有骨盆、尾骨也一起往上提的感覺。注意手臂緊靠在耳朵旁，不要前後錯開放置。數到5後將手臂放下，換左手握著右手手腕做同樣的伸展。

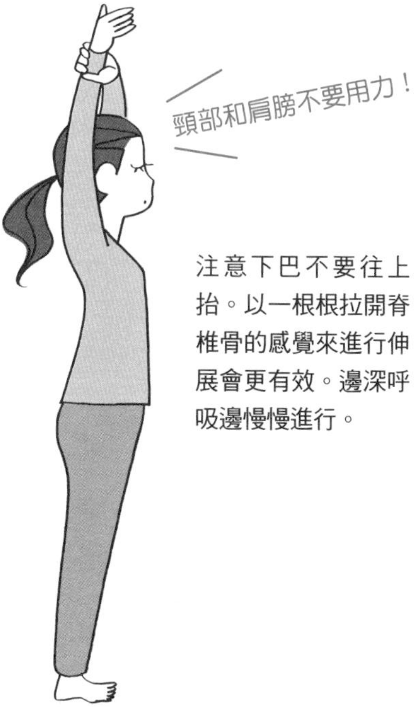

注意下巴不要往上抬。以一根根拉開脊椎骨的感覺來進行伸展會更有效。邊深呼吸邊慢慢進行。

各位讀者都了解腋下的保養方法了嗎？
藉由上述的各種按摩法，
就能充分改善出現在CHAPTER 1的各種煩惱喲！
不過，日常生活中也有一些小動作，
只要稍加留意一下就能成為保養身體的方法。
真的只是一些小動作！
將它們融入每天的生活之中，
讓身體變得更有精神、更健康吧！
以下是生活中就能做到的保養法，
可以的話，請不妨一試！

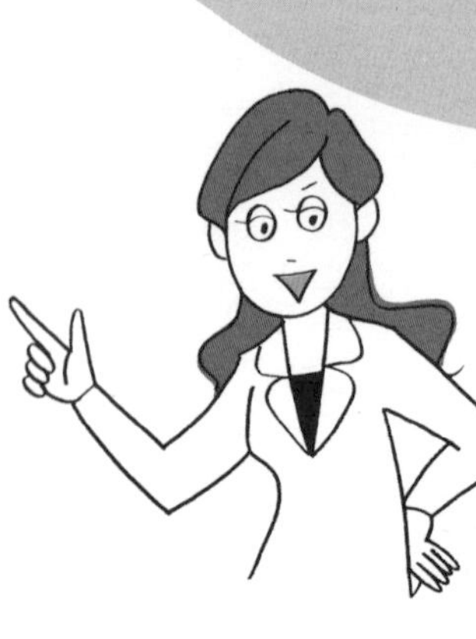

生活中的小保養①

不論白天晚上！

洗臉的時候

洗臉時，大部分的人應該都是弓著背。這時，只要將背部挺直，像是從髖關節這個部位彎曲身體，腋下和髖關節就能得到舒展。這時應該能感覺得到大腿內側的伸展。試著在彎下身時挺直背部，雙手緊貼髖關節，靠著髖關節來彎下身體吧！

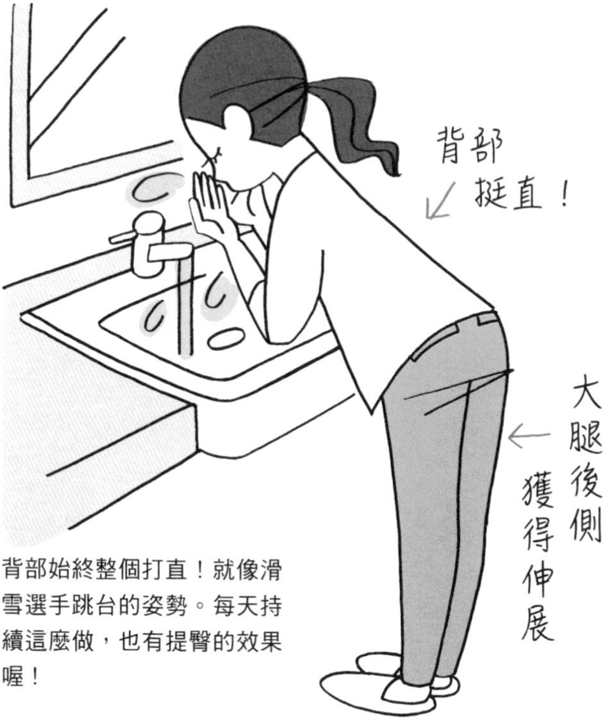

背部始終整個打直！就像滑雪選手跳台的姿勢。每天持續這麼做，也有提臀的效果喔！

生活中的小保養②

洗澡時間也有效運用！

在浴室裡洗澡的時候

每天日常在浴室洗澡時，光是用手清洗重點部位，就能夠簡單地刺激經絡與穴位，促進淋巴的循環。重點部位包括手的小指側與拇指側、腋下，還有下巴和頸部。清洗這些部位時，不妨按照下面敘述的幾個方式清洗。只要事先記好，應該就能下意識做到。

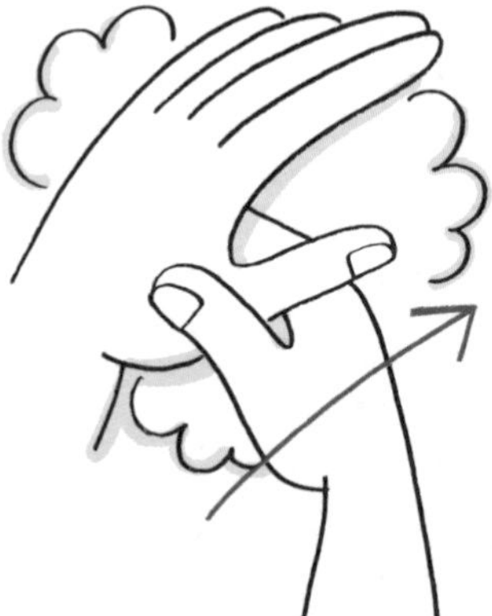

洗手的時候請試著徒手進行清洗。配合經絡的方向，自指尖朝手腕方向搓揉小指側，以有點痛又有點舒服的力道進行清洗。

清洗拇指側時，注意經絡的方向和小指側相反。從手掌朝指尖方向，以手指擦刷的方式進行清洗。

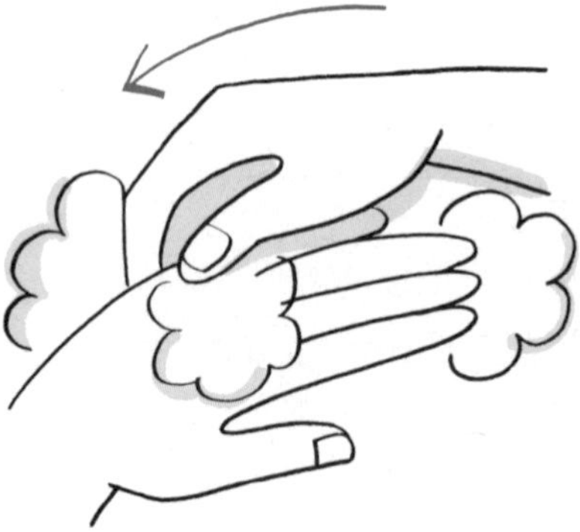

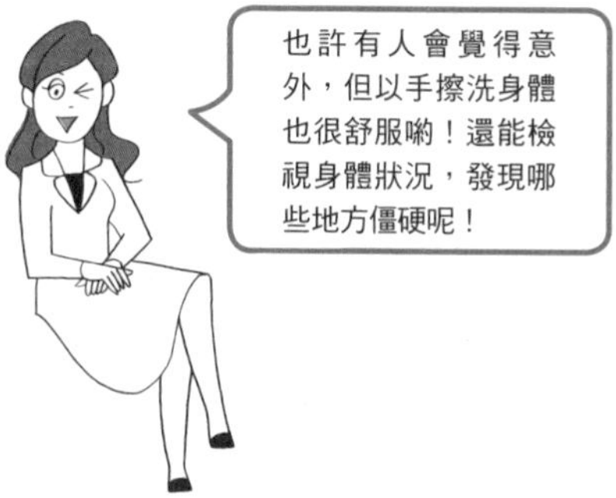
也許有人會覺得意外，但以手擦洗身體也很舒服喲！還能檢視身體狀況，發現哪些地方僵硬呢！

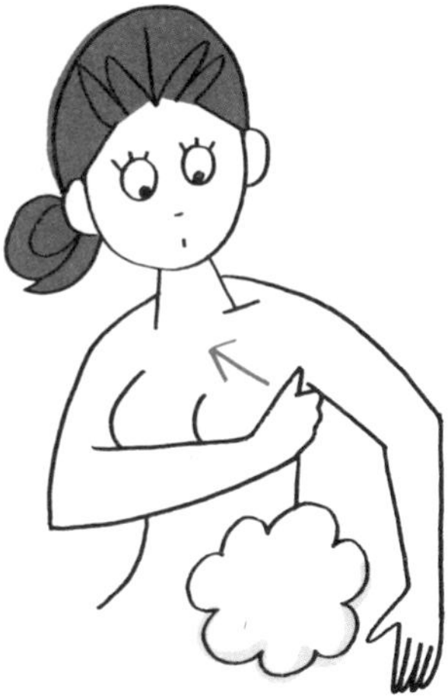

清洗腋下時，手指從背部的肩胛骨側朝胸部方向撥動。以撥鬆腋下肌肉同時舒緩肋間肌肉的感覺來進行。

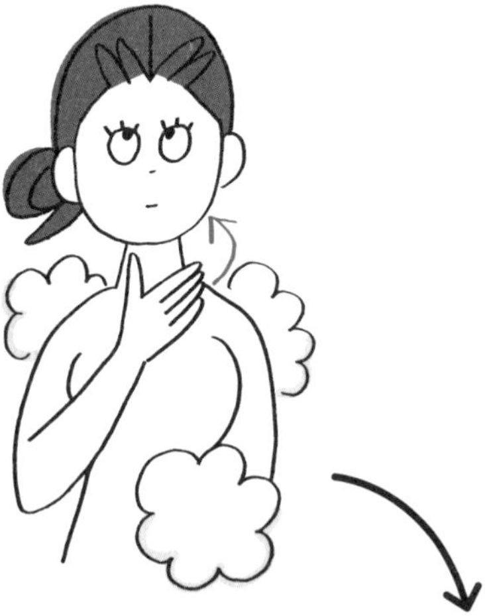

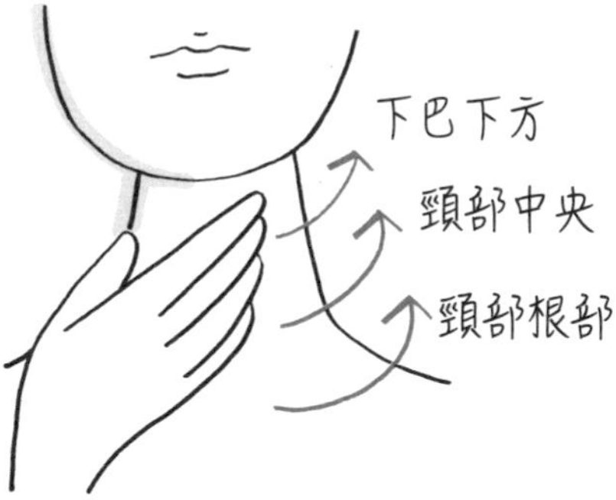
下巴下方
頸部中央
頸部根部

頸部周邊是從下巴下方朝耳朵背面擦刷般清洗。左右兩邊的清洗方式皆如此。頸部則分別用手從下巴下方、頸部中央、頸部根部往頸部後方擦刷。頸部的左右都以同樣方式清洗。不需太用力，只要感覺有撫動到肌肉即可。

生活中的小保養③

有效利用通勤時間！

在電車中站著的時候

只要扶住比平常高一些的地方，就能伸展並放鬆腋下。依個人的身高，試著抓住吊環根部或是手扶在桿子上方。手朝斜上方伸出去，刻意地伸展整個腋下到腹部的部位。左右手互換地做出數次伸展吧！

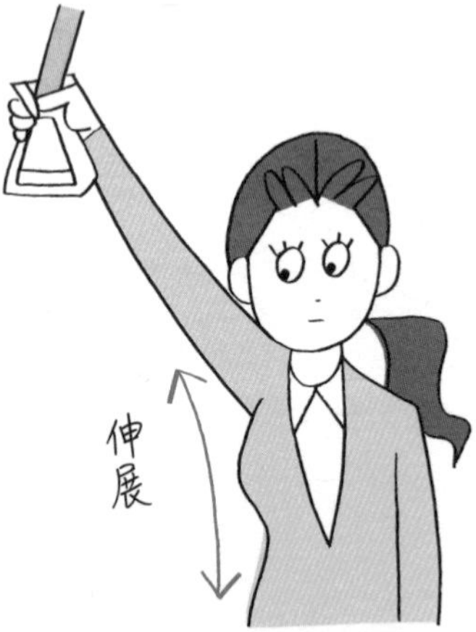

只要握住有點高的地方就OK。重點在於要有整隻手臂拉伸的感覺。

由於有不少男性是因為鍛鍊肌肉等因素導致肌肉變得僵硬、緊繃，所以若每天早上都藉此讓腋下和腹部側邊舒展而放鬆變軟，如此從上午開始工作效率就會提升！

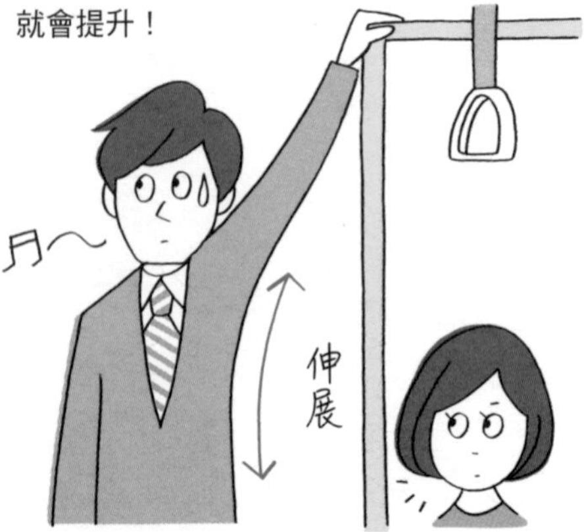

生活中的小保養④

在家裡任何時候都能做！
麵包超人的姿勢

大家都非常喜歡的麵包超人（笑）。其實他的招牌姿勢有使人增進元氣的力量。只要撫著腋下的同時將手臂往上伸展就好。做的時候，要有意識地一口氣盡可能朝上伸展。只要想到就做個幾次，這樣腋下的肌肉就會獲得舒展，淋巴的流動也會變順暢。

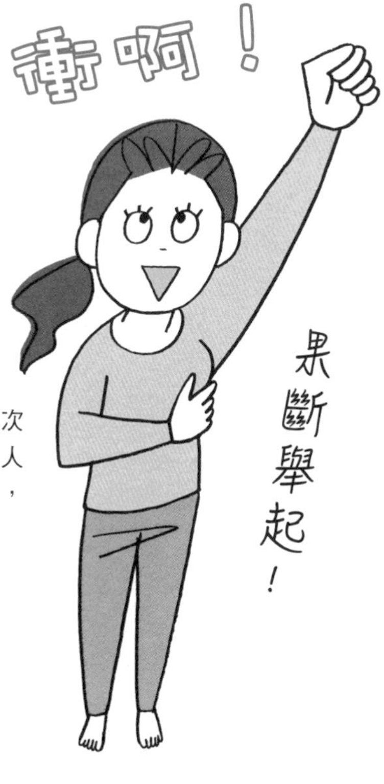

左右手臂，一天做好幾次都OK！一邊想著麵包超人一邊做，心情會變開朗，也能消除壓力。

生活中的小保養⑤

不論是剛洗完澡還是辦公很累時

恢復元氣的「緩步走」

試著將膝蓋往上抬舉到另一邊膝蓋的略上方處，擺動下半身走路吧！做的時候，重點在於上半身不扭動，只擺動下半身。只要鼠蹊部、腹部的淋巴流動獲得改善，身體就會覺得舒爽。身體軀幹得到鍛鍊，也有瘦腰身的效果。

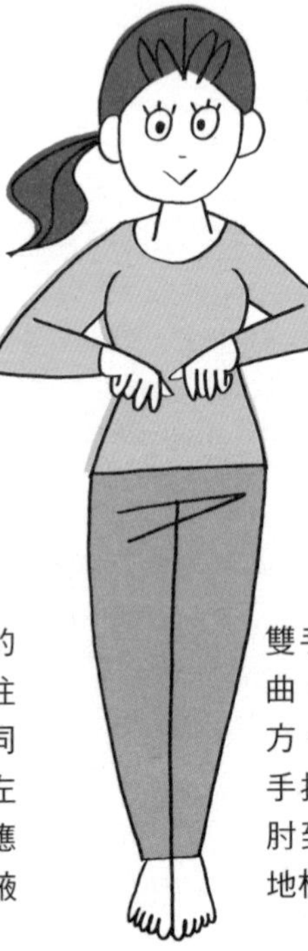

1

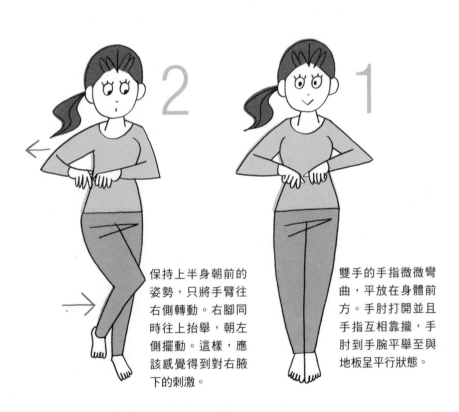

雙手的手指微微彎曲，平放在身體前方。手肘打開並且手指互相靠攏，手肘到手腕平舉至與地板呈平行狀態。

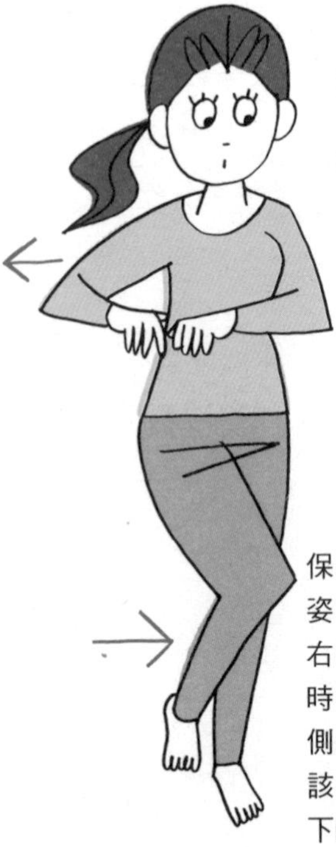

2

保持上半身朝前的姿勢，只將手臂往右側轉動。右腳同時往上抬舉，朝左側擺動。這樣，應該感覺得到對右腋下的刺激。

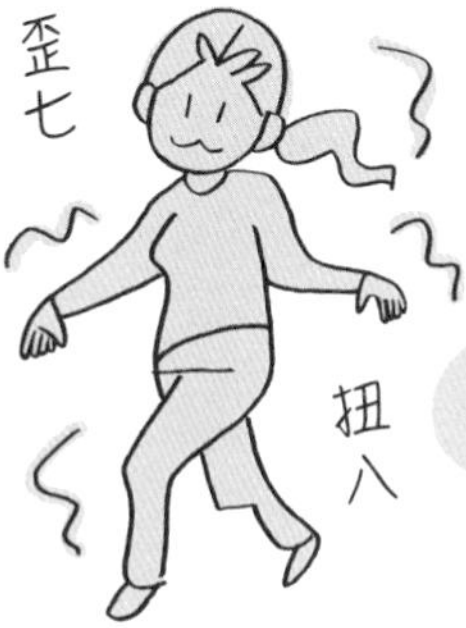

NG

以舒展身體的心情用心做「緩步走」。上半身搖搖晃晃地扭動是不對的。手臂要始終保持平舉。

對這裡很有效！

鼠蹊部的淋巴腺
腹部的淋巴腺
腹斜肌

3

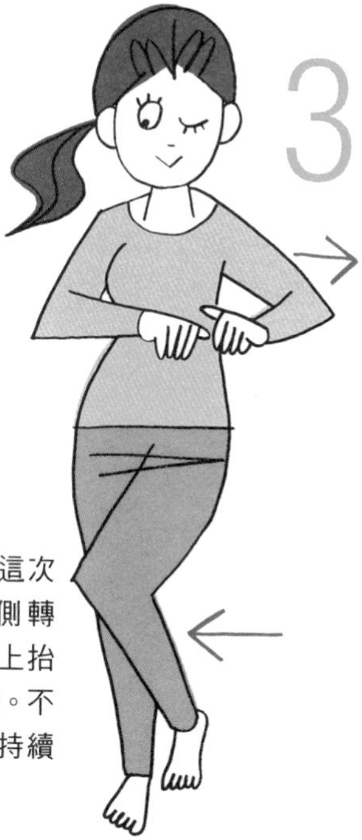

與 2 同樣姿勢，這次改將手臂往左側轉動。左腳同時往上抬舉，朝右側擺動。不斷地左右交換，持續數分鐘。

生活中的小保養⑥

在廚房也能讓手腕放鬆！

拿菜刀的方式

拿菜刀時，你是否都會伸直手握住菜刀上側？有很多人都是從這方向拿菜刀，所以多數人的手指到手臂都很僵硬。試著將菜刀的刀刃朝上，從菜刀下方伸手去拿。然後很快地將手翻轉到上方。只要做這個動作，就能減緩手臂的僵硬。

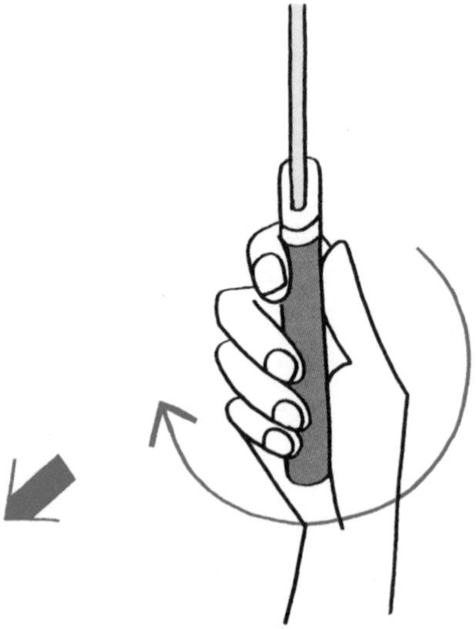

重點在於手掌朝上、從物品的下方拿取。除了菜刀之外，拿筆等物品時也可以如法炮製。

然後將手背轉向上方。由於轉向和手的慣性動作相反，應該感受得到對手臂與手部肌肉的舒緩刺激。

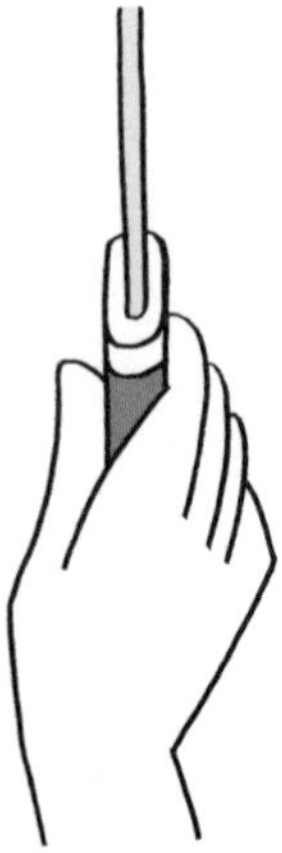

生活中的小保養⑦

每天的家事也能做保養！

收晾乾的衣物時

難得有掛在高處晾曬的衣物。收下來時，可以刻意進行伸展腋下的動作。將手朝晾曬衣物下方的另一側伸入，然後翻轉手心面向自己來抓取衣物。與右頁運用菜刀的同樣訣竅，藉由伸展腋下及手臂的旋轉來延伸腋下和手臂的肌肉，進而放鬆肌肉。

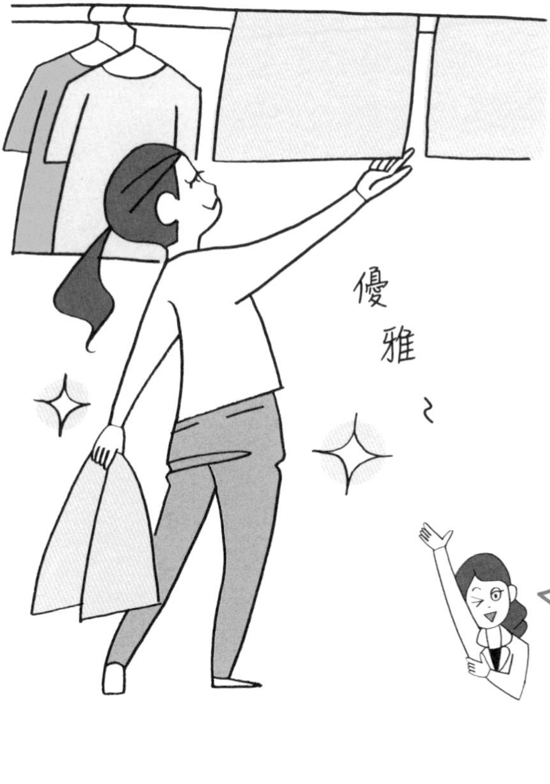

要有意識地使用小指而不是大拇指拿東西，這一點十分重要。用小指去抓取，再從小指方向翻轉手掌向下的感覺來進行。

除了拿菜刀、收衣物之外，像是拿筆或拿手機等，日常生活中會用手去拿東西的動作，只要想到的時候都嘗試這樣做，手臂就會變得輕鬆起來。在電車中抓著吊環時，也像這樣鍛鍊手臂，不只有助於舒展身體，姿勢看起來也很優雅！

生活中的小保養⑧

試著一天做一次！

躺在地板上自我檢視

只要躺在地板上一邊深呼吸一邊舒緩身體，就能令人驚訝地消除疲勞感且放鬆身體。這時依個人情況不同，應該多少會有腰部、背部、頸部、膝蓋、肩膀等部位懸空在地板上的感覺。請試著有意識地將這些懸空部位儘量貼著地板來放鬆身體。一天一次騰出時間來與自己的身體對話，能有效維持健康。

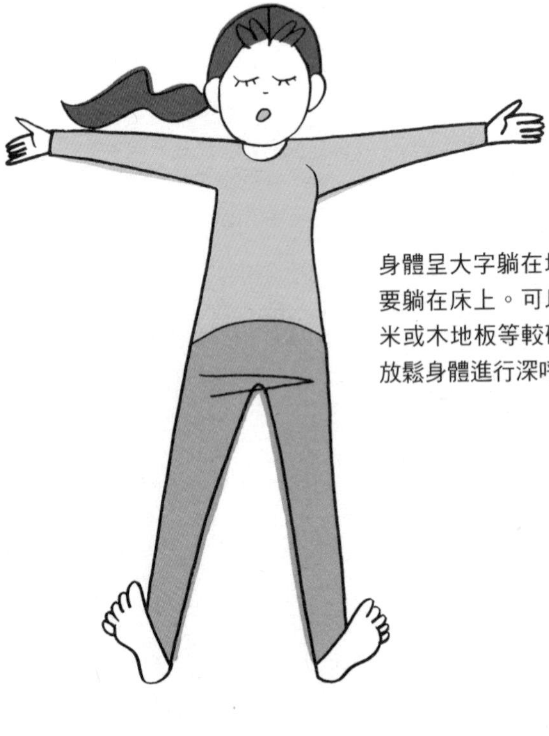

身體呈大字躺在地板上。不要躺在床上。可以躺在榻榻米或木地板等較硬的地方，放鬆身體進行深呼吸。

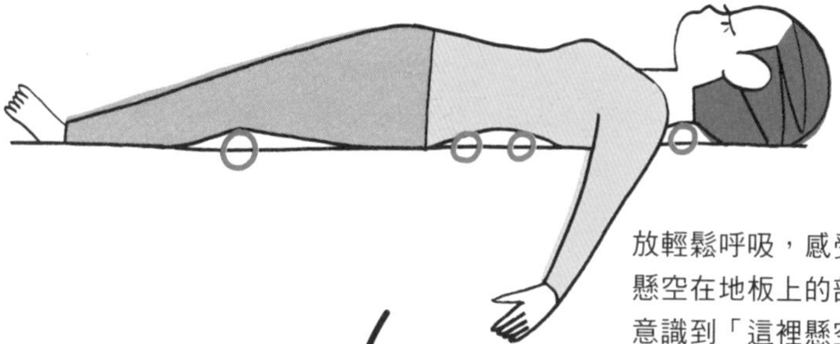

放輕鬆呼吸，感受自己身體懸空在地板上的部分。一邊意識到「這裡懸空著呢」一邊在心中這樣默念。

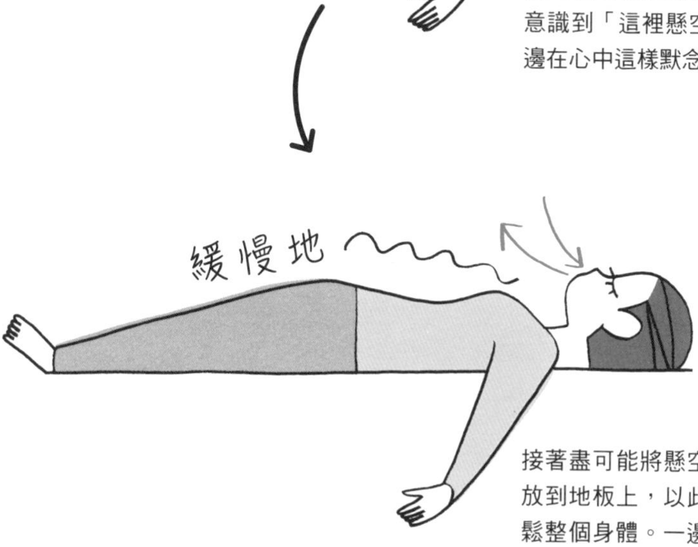
緩慢地

接著盡可能將懸空的地方貼放到地板上，以此方法來放鬆整個身體。一邊深呼吸，一邊徹底放掉全身力氣吧！

一天只要做一次就好，希望大家用心面對自己的身體，和自己的身體好好對話。一定會有所改變的！

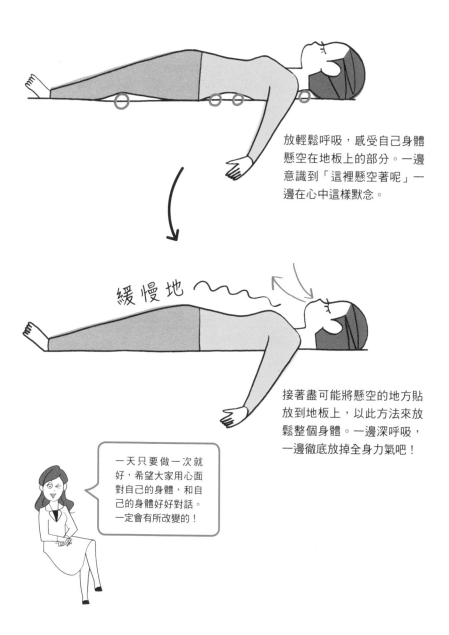

生活中的小保養⑨

不論在辦公室或電車上！

任何地方都能做的腋下伸展

如果是坐著就能做到的保養動作，應該就能在想到的時候隨時做到吧？以右手抓著左手臂的手肘，保持這個姿勢用力將手臂朝右側拉伸。做的時候要刻意伸展腋下到側腹、肩胛骨的部分。左右手輪流進行同樣的伸展動作。一天做好幾次，越做越能感覺腋下變柔軟，對CHAPTER 1介紹的各種症狀都有效。

儘可能不要駝背，伸展背肌做上半身的鍛鍊吧！像是有條繩子從天花板吊著的感覺，經常向上抬舉。

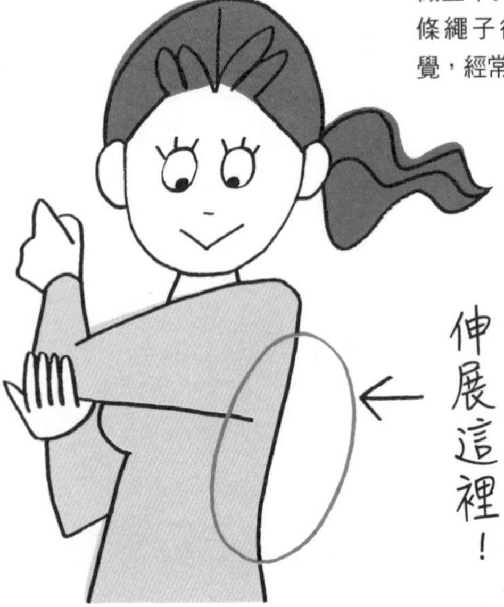

想到的時候，隨時隨地！提升你的元氣

如同右頁所述，只是拉伸手臂就能隨時做到了吧！辦公室、廁所、浴室、電視機前……能做的場合無限多。一旦養成「在這裡伸展腋下」的習慣，應該下意識就能做到！

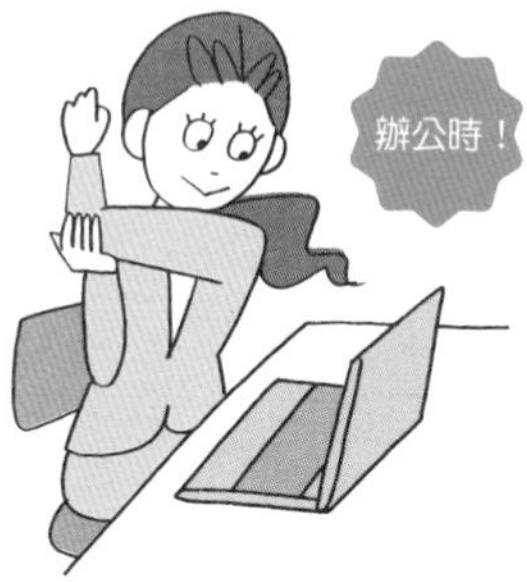

辦公或電腦打累時，做做手臂的拉伸就能減輕疲勞感紓緩與肌肉緊繃。由於一直臉朝下工作，所以做的時候要臉朝上。

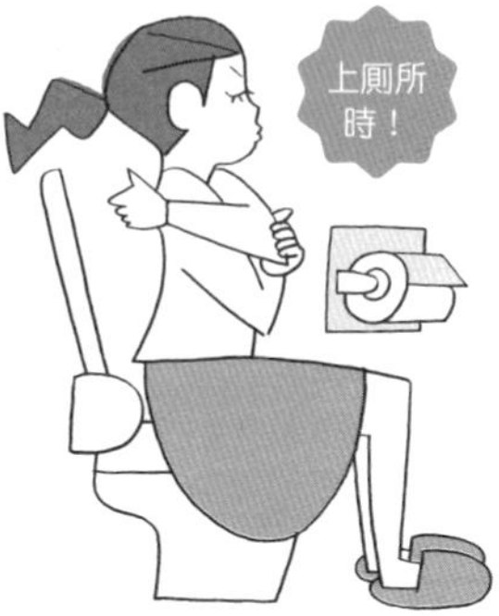

上廁所的時候就是伸展腋下的好時機！一天有好幾次的機會，而且不會被人看見，所以應該能輕鬆做到。

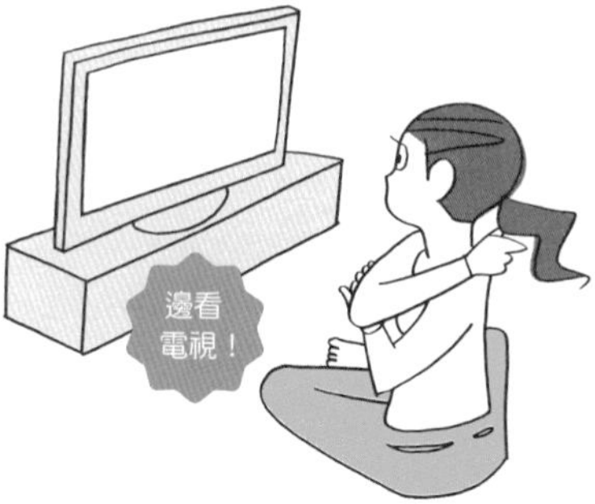

看電視的同時就能輕鬆做到，不妨和家人一起做伸展？現代有很多小孩，電玩打太久、智慧手機看太久，因此建議可以這麼做。

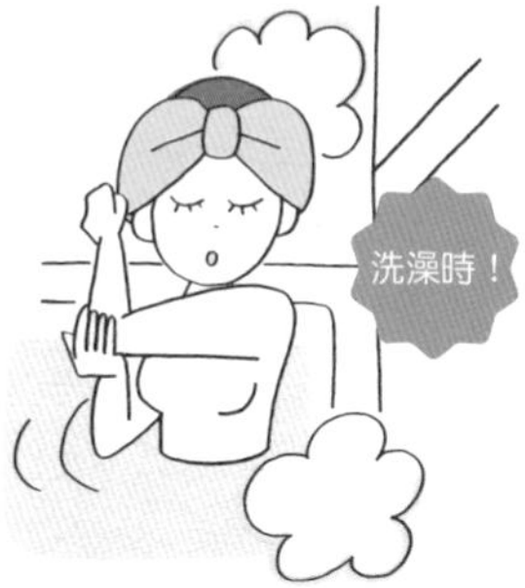

一邊泡澡一邊慢慢伸展，肌肉會因溫浴效果變柔軟，所以也能提升放鬆效果！舒暢度也加倍。

COLUMN 3

洗澡時間非常重要！

目前為止已經教會大家各種腋下的保養方法。當然就算只有按摩腋下，也會有很大的效果喔！

正因為每天都要洗澡，所以希望大家能夠好好運用這個時間。

雖然不少人只是淋浴就清洗完畢，但泡澡其實很重要。在一天結束的時候慢慢地泡個澡，不但能消除緊張感，還可以不同程度地消除疲勞。

身體暖和了，血液循環就會變好，老舊廢物容易排出，也能提升排毒效果！入浴前先按摩頭皮或疲憊處再洗澡，累積的毒素、老舊廢物就會大量排出。養成利於「排毒」的泡澡習慣，也能預防老人味。

不要只是淋浴，請務必慢慢泡個澡！

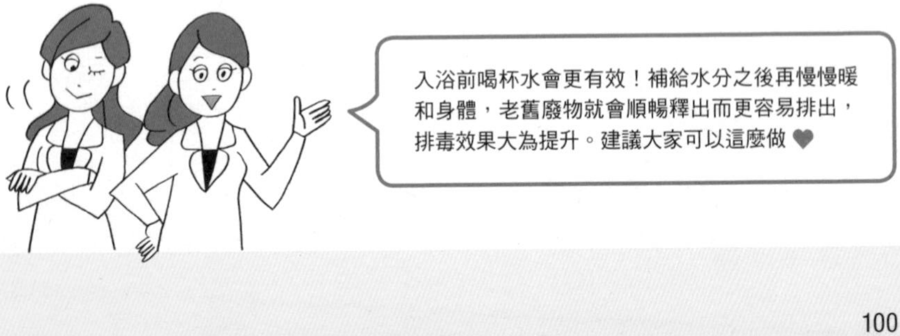
入浴前喝杯水會更有效！補給水分之後再慢慢暖和身體，老舊廢物就會順暢釋出而更容易排出，排毒效果大為提升。建議大家可以這麼做

阿部姊妹的推薦！

以 死海之鹽 將沐浴時間變成健康美容時間！

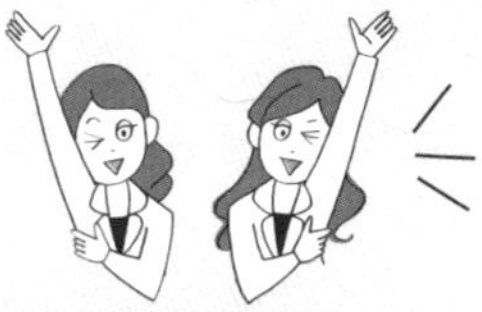

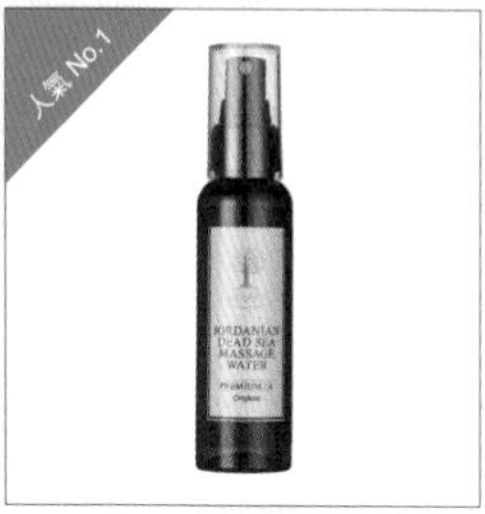
人氣 No.1
JORDANIAN
DEAD SEA
MASSAGE
WATER

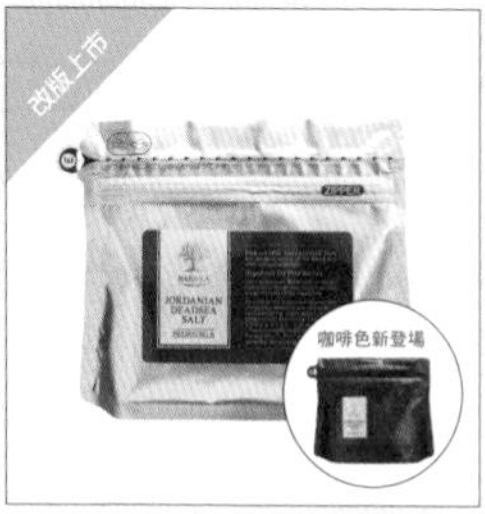
改版上市
JORDANIAN
DEADSEA
SALT
咖啡色新登場

上／
JORDANIAN DEAD SEA MASSAGE WATER 100ml 2800日圓
下／
JORDANIAN DEAD SEA SALT 200g 1700日圓（兩者都是BARAKA品牌）

阿部姊妹希望大家能更有效使用泡澡時間，因此推薦大家這兩款用「死海之鹽」製成的沐浴鹽和按摩水。以含有世上罕見礦物質成分的死海之水為原料製成的沐浴鹽，具有很高的溫熱效果，能有效暖和身體。藉由礦物質的作用，也有美肌、促進發汗等各種令人驚喜的效果。若使用按摩水來按摩頭皮、肩膀、腳等進行全身按摩，效果會更加提升。好好運用天然的沐浴用品，就能更有效地療癒身心疲憊。

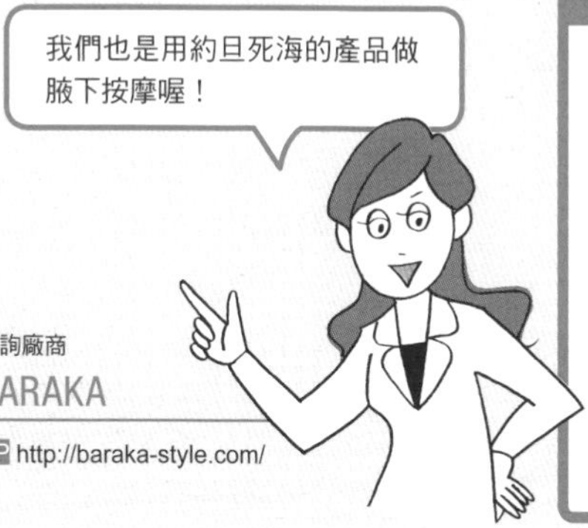
我們也是用約旦死海的產品做腋下按摩喔！

洽詢廠商
BARAKA
HP http://baraka-style.com/

死海（Dead Sea）

位於約旦河谷、海平面下400公尺左右的死海，除了有眾所皆知的溫泉成分——鎂外，還含有鈣、鉀等21種以上的天然礦物質。自古以來就是休閒勝地，吸引世上人們造訪的能量景點（power spot）。死海周邊林立著高級的SPA度假村，供人享受其效果。

按摩腋下
就變得如此
有精神！

對有效改善疼痛、提升美容效果的
阿部姊妹感謝之語 No.2

不分男女老幼，有很多人因阿部姊妹的腋下保養而獲救。他們幾乎都在不清楚自己為什麼這麼痛苦的情況下，抱著姑且一試的心情前來敲響阿部姊妹美容沙龍的大門。在此要來介紹他們喜悅的心聲＆真誠的感想。

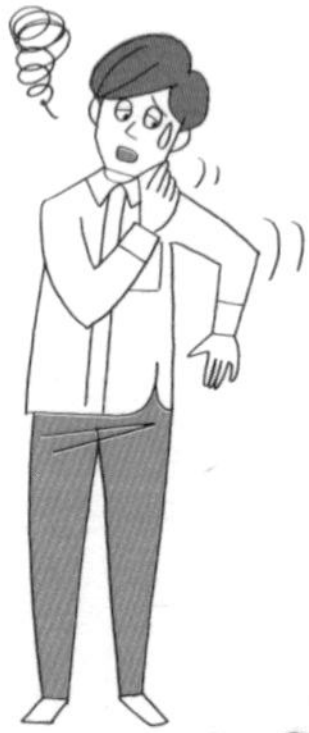

我突然出現手和手指麻的現象，試過按摩、針灸等各種方法。不論去哪裡都沒治好，所以抱著姑且一試的心情來到阿部姊妹美容沙龍。很快地以腋下為主進行按摩、徹底放鬆之後，肩膀難以置信地變輕鬆了。而手指麻的現象消失是令我最高興的。

● 50歲左右男性

我的腹部和腰部容易有贅肉，也長期受慢性便祕所苦。不過，當阿部姊妹教會我腋下按摩、也幫我按摩以後，就可以聽到腸子蠕動的聲音！連腹部也因伸展而變平坦。現在即使每天沒吃便祕藥也沒關係，真的很感激。

● 50歲左右女性

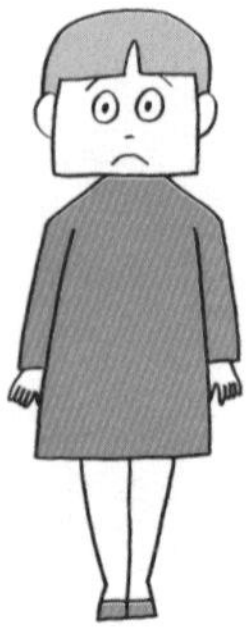

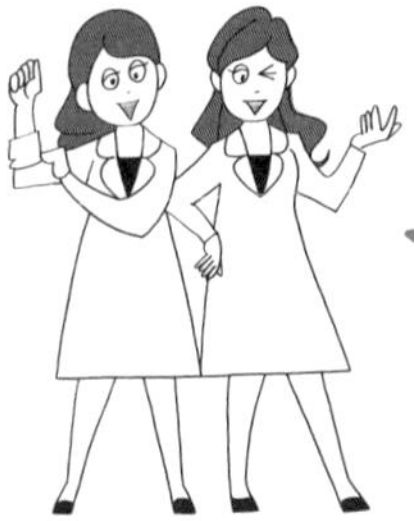

大家的腋下都處於很糟糕的狀態。去醫院也找不出原因，又稱不上是生病的不舒服，按摩腋下就能派上用場。大家不妨也跟著實踐這些按摩腋下的保養法，恢復原本的自己吧！

乳癌手術後，手臂既腫又沉重很難受，完全無法上舉伸直。來到阿部姊妹處諮詢後，以腋下與手臂為主充分舒展、放鬆之後，手臂就能往上伸舉，也變得非常輕鬆。據說，只要腋下淋巴受阻就容易罹患乳癌，所以真的覺得腋下的按摩相當重要。真的很謝謝！

● 40歲左右女性

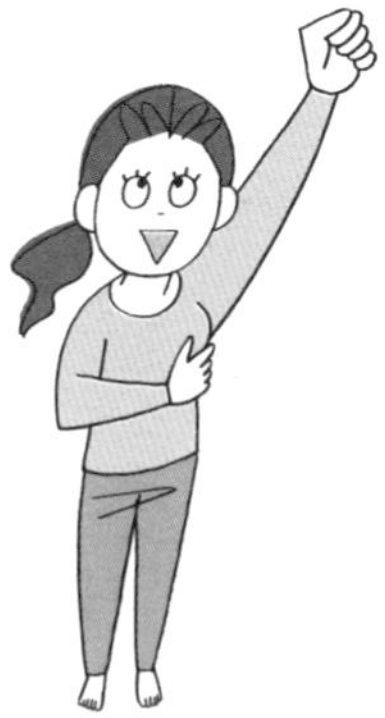

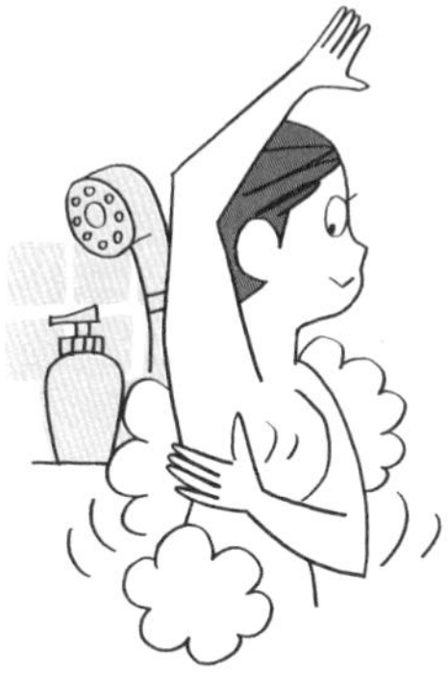

最近腋下變得很鬆弛，躺著睡覺時胸部似乎都往外擴。由於從事模特兒工作，所以覺得很糟糕，於是前往風評不錯的阿部姊妹處。經過持續的腋下按摩，胸部恢復緊實，朝中央集中且往上提升了。不再往外擴也很令我高興！

● 40歲左右女性

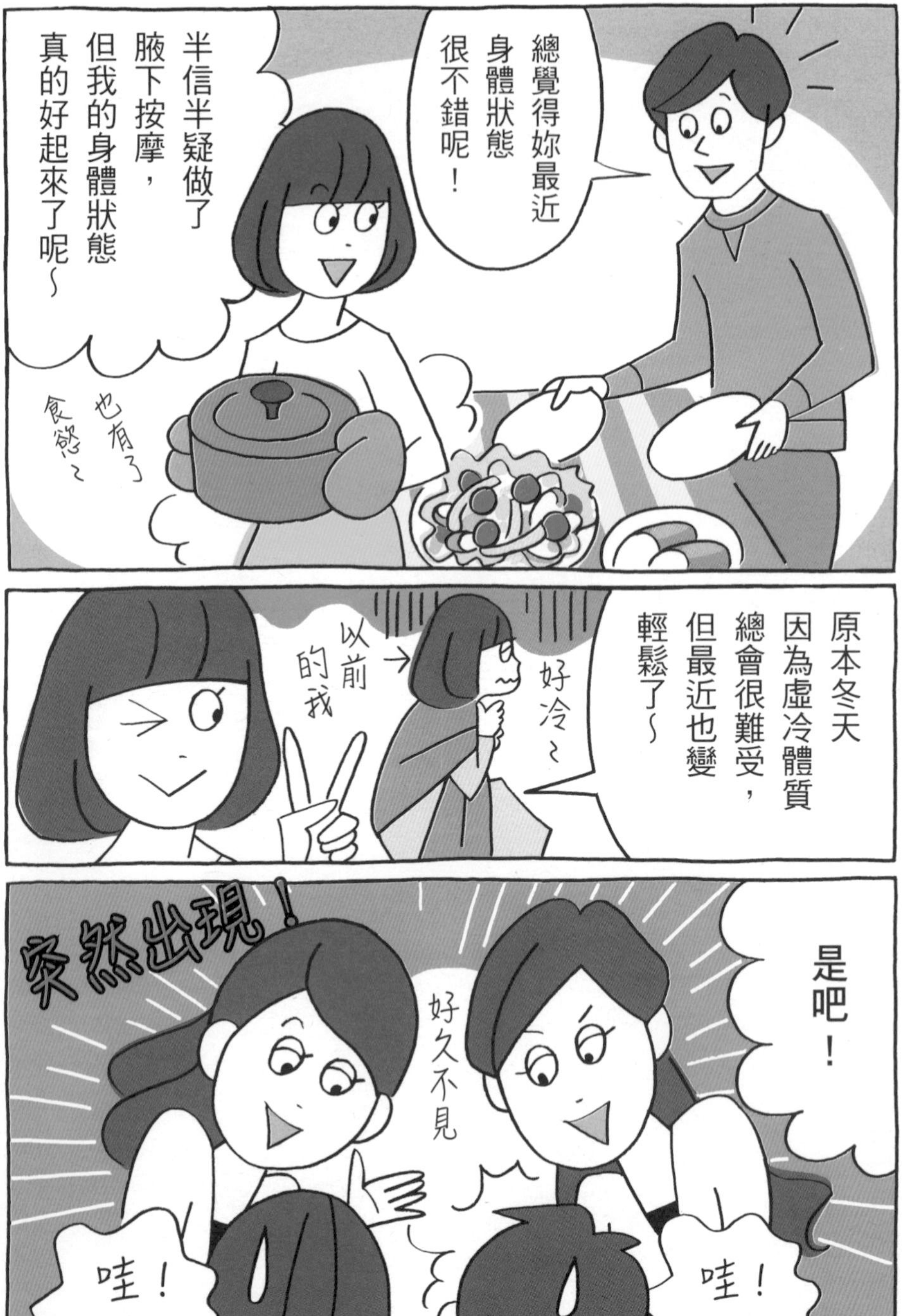
總覺得妳最近
身體狀態
很不錯呢！
半信半疑做了
腋下按摩，
但我的身體狀態
真的好起來了呢～
也有了
食慾～
原本冬天
因為虛冷體質
總會很難受，
但最近也變
輕鬆了～
好冷～
以前
的我
是吧！
突然出現！
好久不見
哇！
哇！

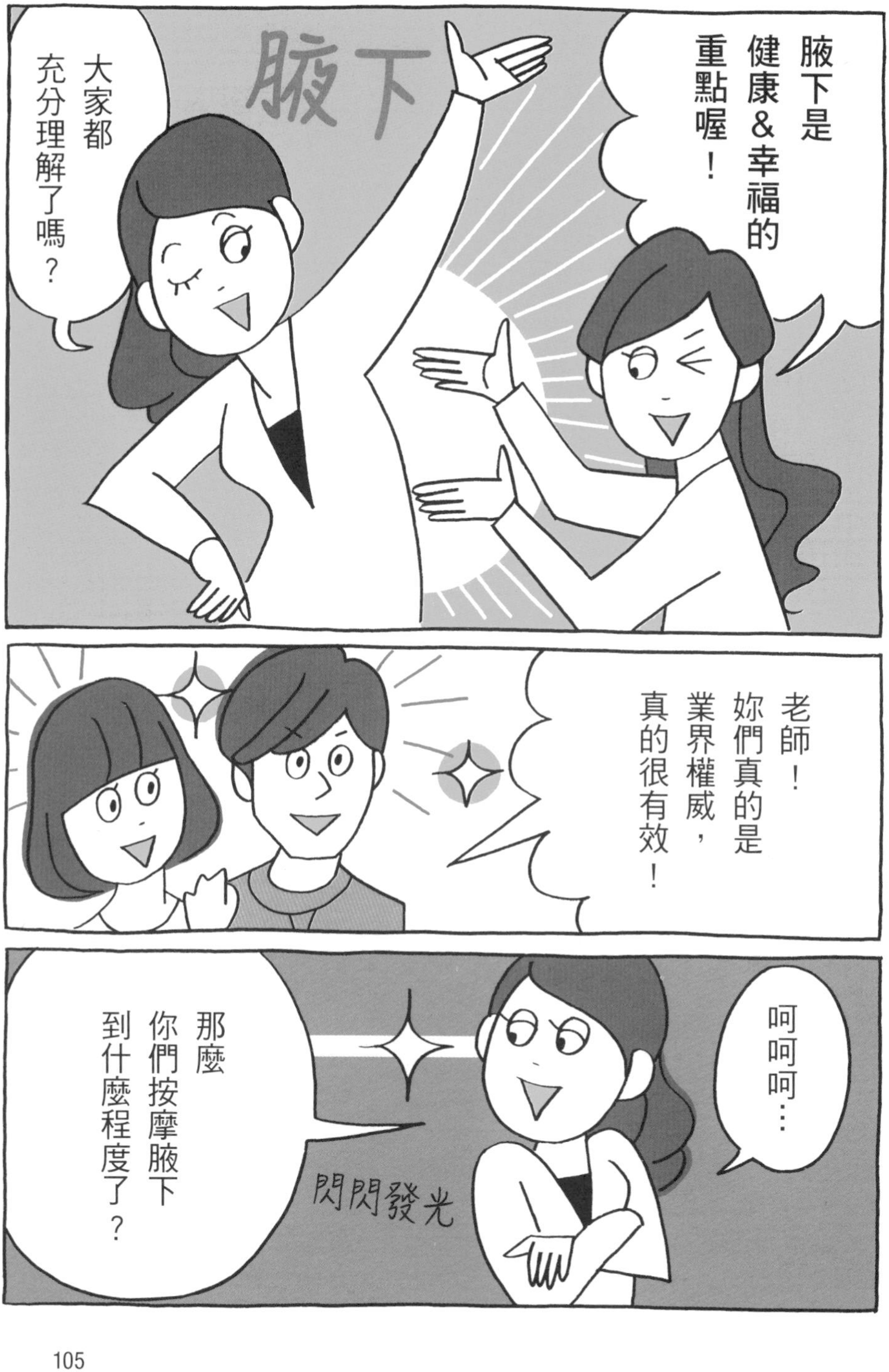
腋下
腋下是健康&幸福的重點喔！
大家都充分理解了嗎？
老師！妳們真的是業界權威，真的很有效！
呵呵呵…
那麼你們按摩腋下到什麼程度了？
閃閃發光

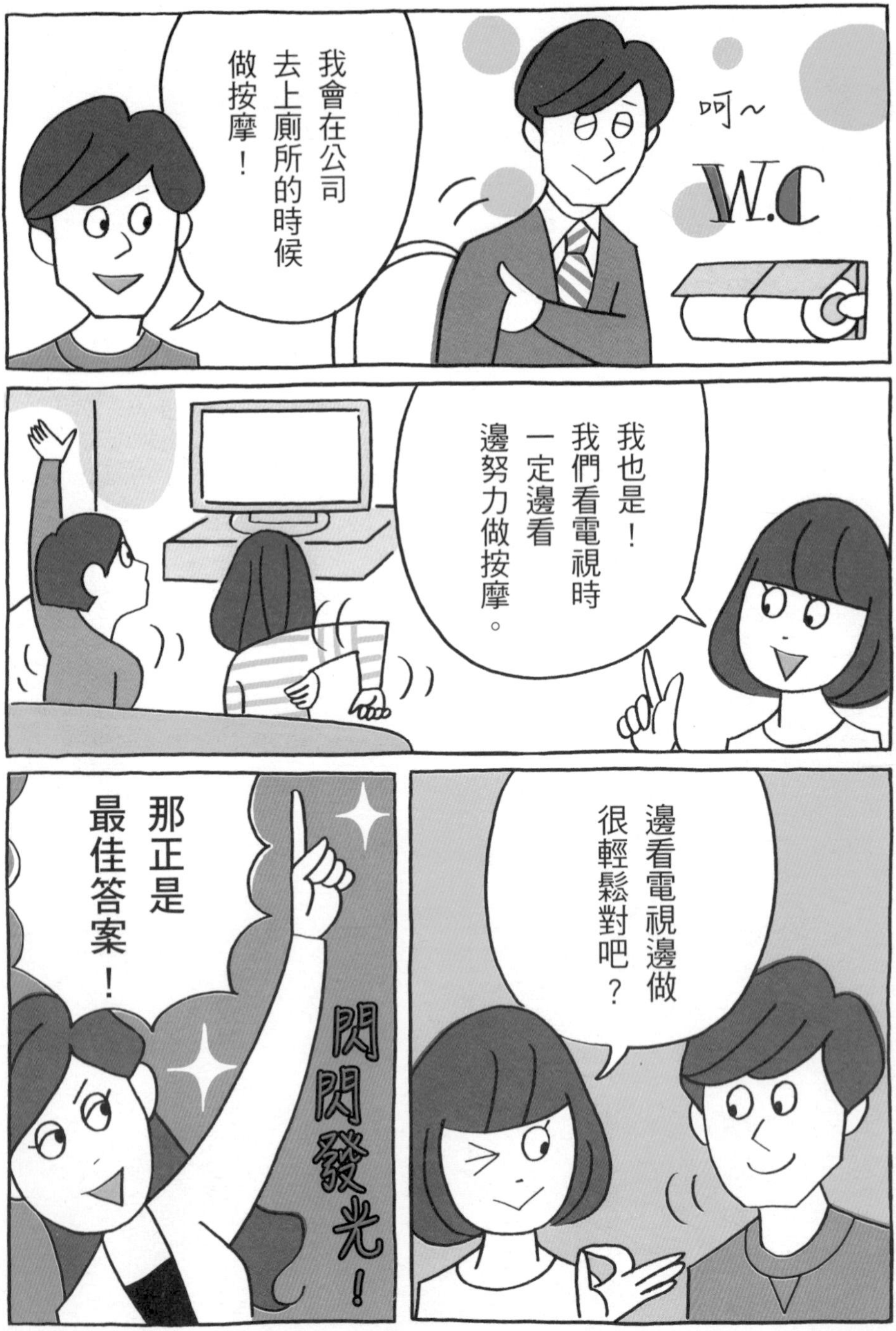

我會在公司去上廁所的時候做按摩！
呵～
W.C
我也是！我們看電視時一定邊看邊努力做按摩。
邊看電視邊做很輕鬆對吧？
那正是最佳答案！
閃閃發光！

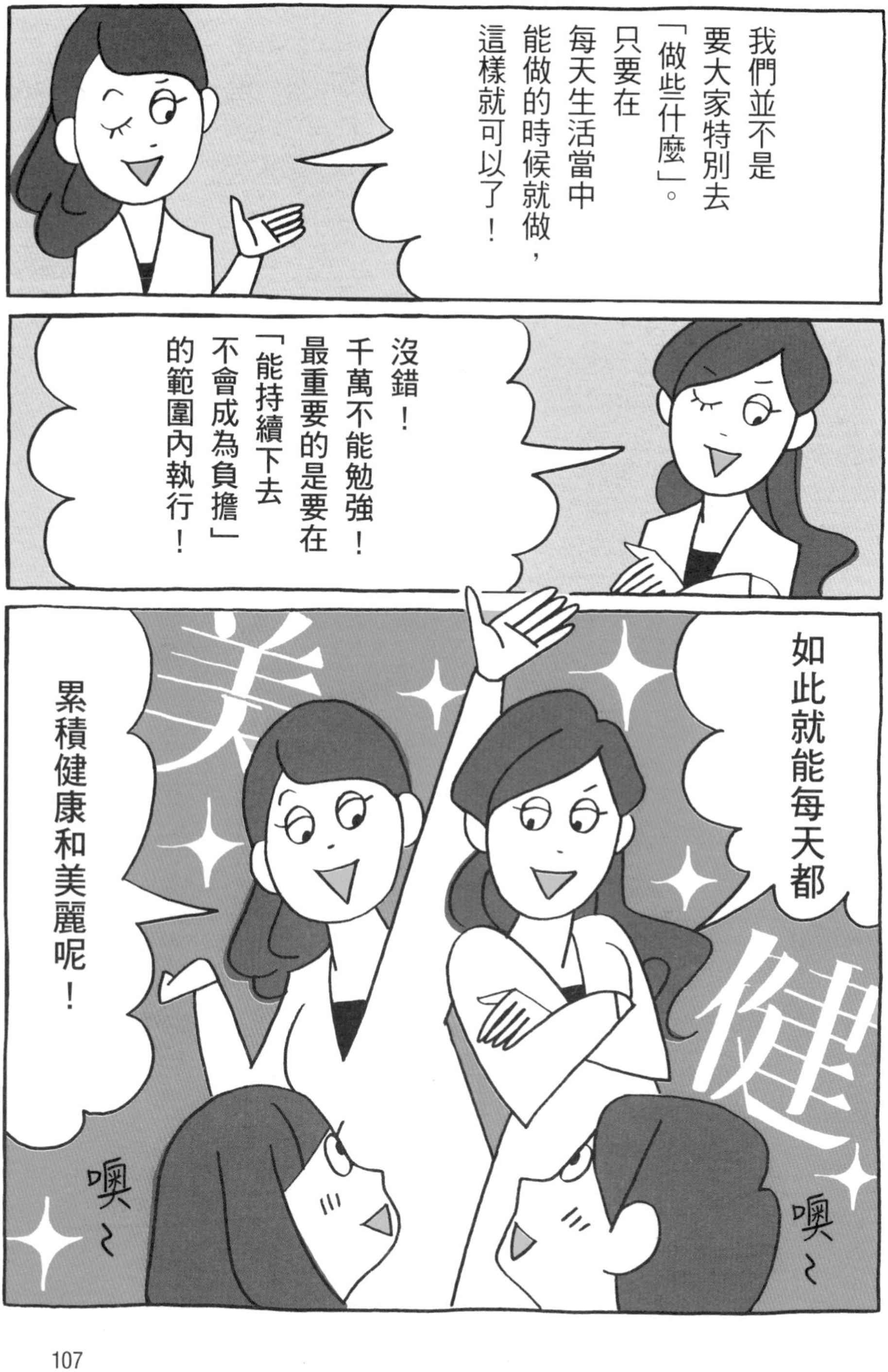
我們並不是
要大家特別去
「做些什麼」。
只要在
每天生活當中
能做的時候就做，
這樣就可以了！
沒錯！
千萬不能勉強！
最重要的是要在
「能持續下去
不會成為負擔」
的範圍內執行！
如此就能每天都
累積健康和美麗呢！
美
健
噢～
噢～

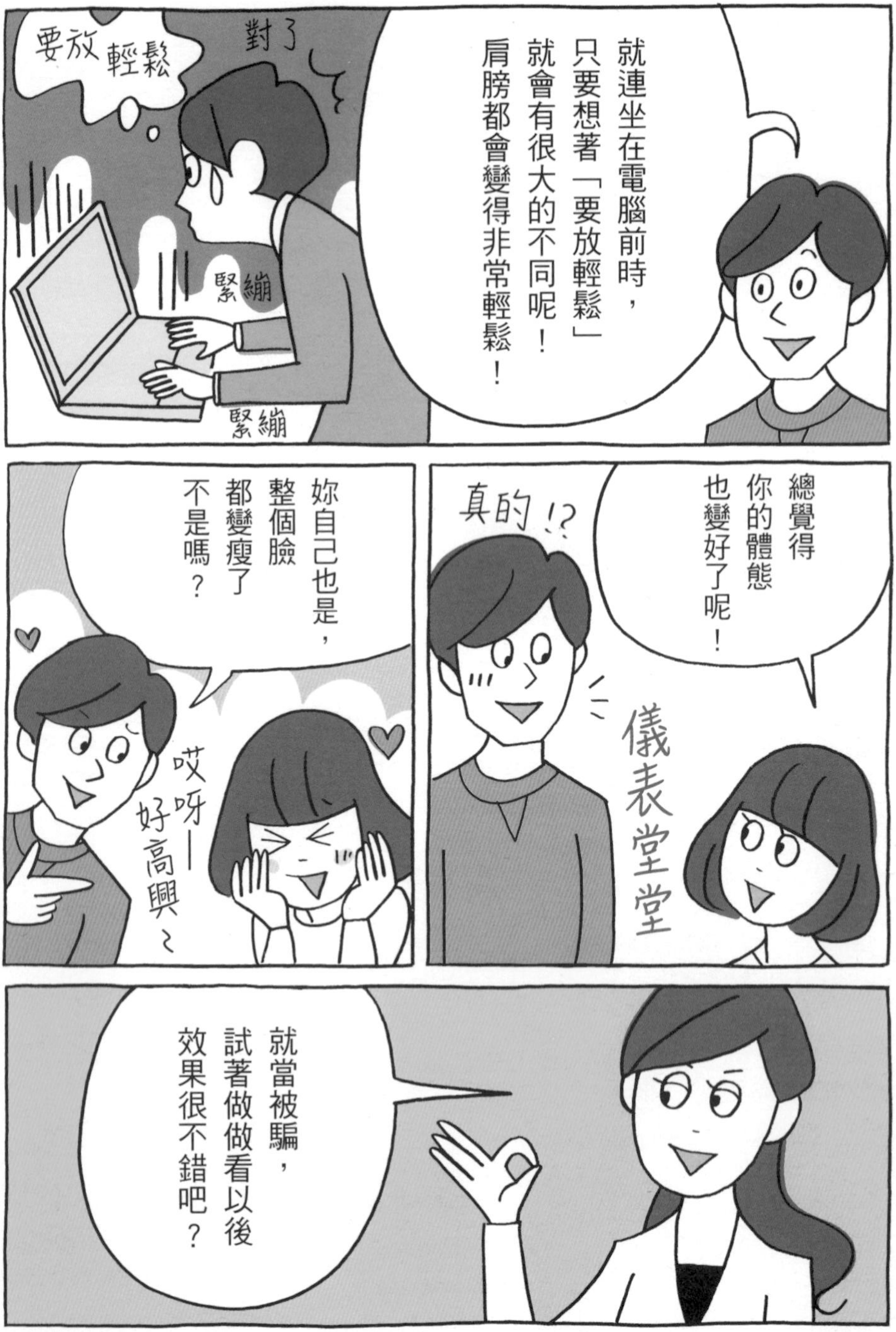

就連坐在電腦前時，只要想著「要放輕鬆」就會有很大的不同呢！肩膀都會變得非常輕鬆！
對了
要放輕鬆
緊繃
緊繃
總覺得你的體態也變好了呢！
真的!?
儀表堂堂
妳自己也是，整個臉都變瘦了不是嗎？
哎呀－好高興～
就當被騙，試著做做看以後效果很不錯吧？

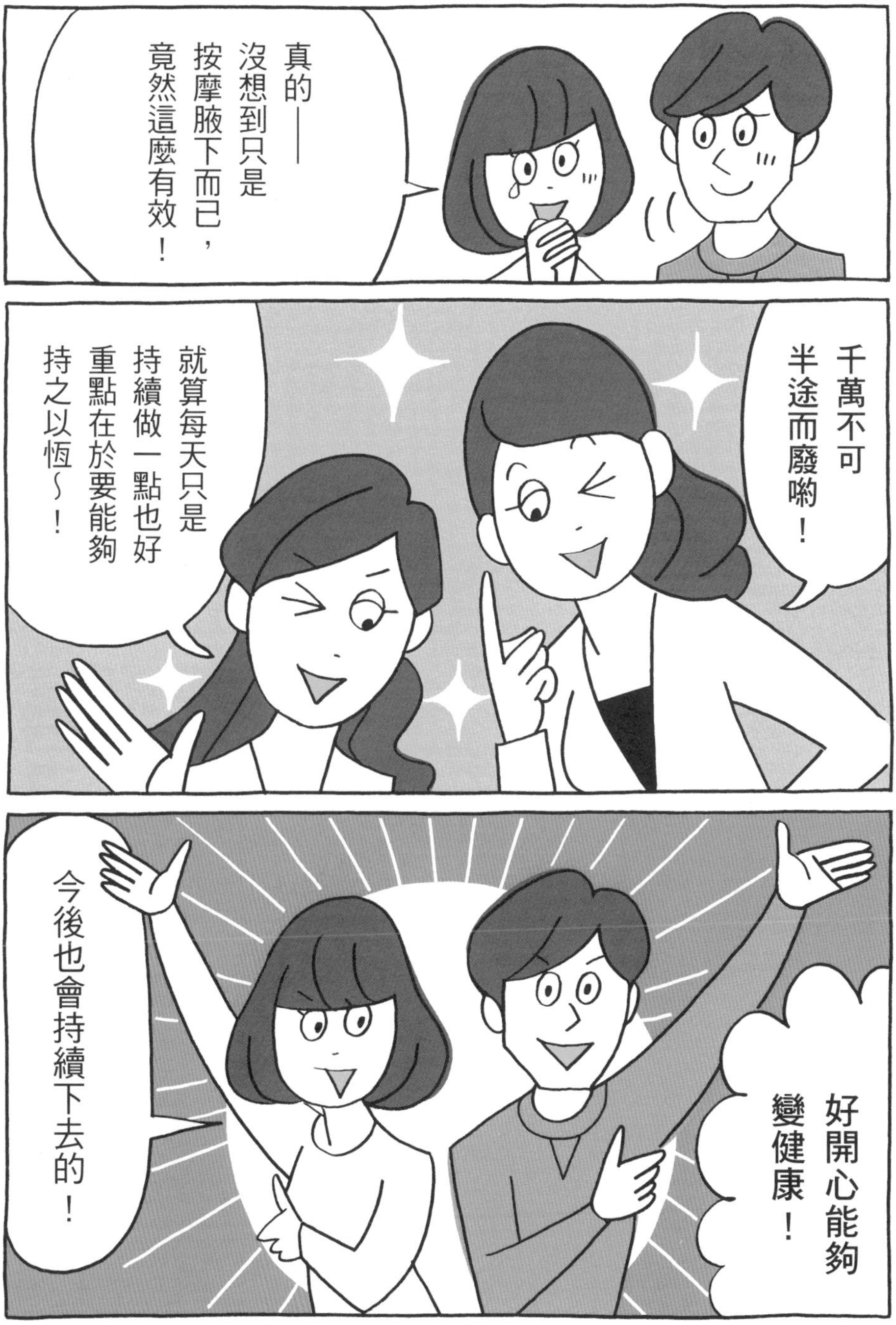
真的——
沒想到只是按摩腋下而已，竟然這麼有效！
千萬不可半途而廢喲！
就算每天只是持續做一點也好重點在於要能夠持之以恆～！
好開心能夠變健康！
今後也會持續下去的！

結語

如何呢？

各位讀者是否已經了解，光是按摩腋下就能帶來多少的好處？我們以無比熱忱的想法將這些資訊傳達給大家，就是**希望大家務必實踐**，前面所介紹的方法。

每天都會有很多人抱持著各種煩惱、痛苦前來我們的沙龍！替這些人推揉後，我們最深刻的體認是，不要到了痛苦、有病時才後悔，最重要的是要**趁未發病時恢復健康**。

不論是在健身房拚命鍛鍊肌肉，或是疲憊時努力跑步，有很多人一直努力著呢！但很可惜，這些都只是**自我滿足**而已。在身體內部發生歪斜、變形的狀態下，即使努力鍛鍊增加外在的肌肉，身體反而只會緊繃變得更僵硬而已。越是拚命鍛鍊，身體就會變得越痛苦。因此，在**鍛鍊之前要先放鬆身體！**希望各位讀者能先矯正歪扭不正處。為此，就要先按摩放鬆腋下喲！先學會放鬆，身體才會舒暢！藉由這樣做，即使不特別運動，在日常生活中自然就能養出會瘦的身體。

五年前，我們的父親因癌症過世了。儘管想盡一切辦法，但在他出現病症之後，能做的事很有限。我們非常後悔，為何沒能在他生病之前給與更多的照護。最重要的應該是在未生病前，不忽略不舒服的症狀而好好保養。希望大家都能在不勉強的狀態下，**輕鬆打造出充滿活力努力度過每一天的健康身體**。這就是我們姊妹由衷的祈願。

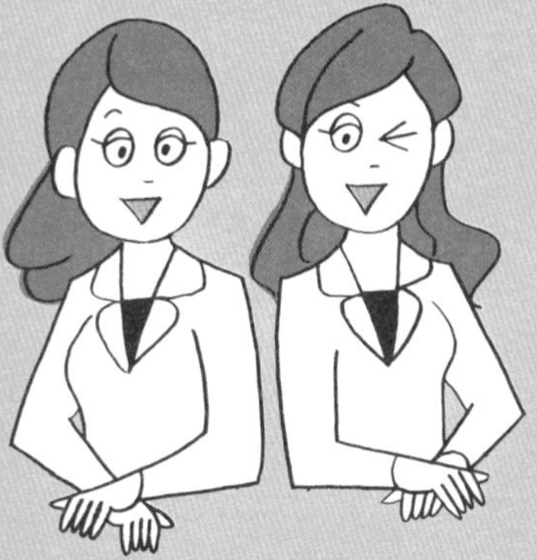

阿部姊妹

國家圖書館出版品預行編目資料

改善不適，居然只要按摩腋下！：只要 1 分鐘！簡單三招輕鬆紓解經絡 & 改善淋巴循環 / 阿部姊妹 Keiko Abe, Yumi Abe 著；夏淑怡譯 . -- 初版 . -- 新北市：養沛文化館出版：雅書堂文化事業股份有限公司發行，2021.04
面；　公分 . --（養身健康觀；133）
ISBN 978-986-5665-87-6（平裝）

1. 按摩 2. 淋巴系統 3. 健康法

418.9312　　110004727

SMART LIVING 養身健康觀 133

改善不適，居然只要按摩腋下！

只要 1 分鐘！簡單三招輕鬆紓解經絡 & 改善淋巴循環

作　　者／阿部姊妹（Keiko Abe · Yumi Abe）
翻　　譯／夏淑怡
發 行 人／詹慶和
特約編輯／黃美玉
執行編輯／蔡毓玲
編　　輯／劉蕙寧 · 黃璟安 · 陳姿伶
執行美術／陳麗娜
美術編輯／周盈汝 · 韓欣恬
出 版 者／養沛文化館
發 行 者／雅書堂文化事業有限公司
郵政劃撥帳號／ 18225950
戶　　名／雅書堂文化事業有限公司
地　　址／新北市板橋區板新路 206 號 3 樓
電子信箱／ elegant.books@msa.hinet.net
電　　話／（02）8952-4078
傳　　真／（02）8952-4084

2021 年 04 月初版一刷　定價 300 元

疲れたら１日１分ワキをもむだけ

經　　銷／易可數位行銷股份有限公司
地　　址／新北市新店區寶橋路 235 巷 6 弄 3 號 5 樓
電　　話／（02）8911-0825
傳　　真／（02）8911-0801

日文版 STAFF

企劃／印田友紀
構成／黒木博子
撰文／五十嵐有希、石原輝美、黒木博子
（以上、smile editors）
裝幀／坂川榮治＋鳴田小夜子（坂川事務所）
插畫／福田玲子
內頁設計／鈴木庸子（主婦の友社）
責任編輯／依田邦代（主婦の友社）